病気になったあと 五臓六腑を失った世界

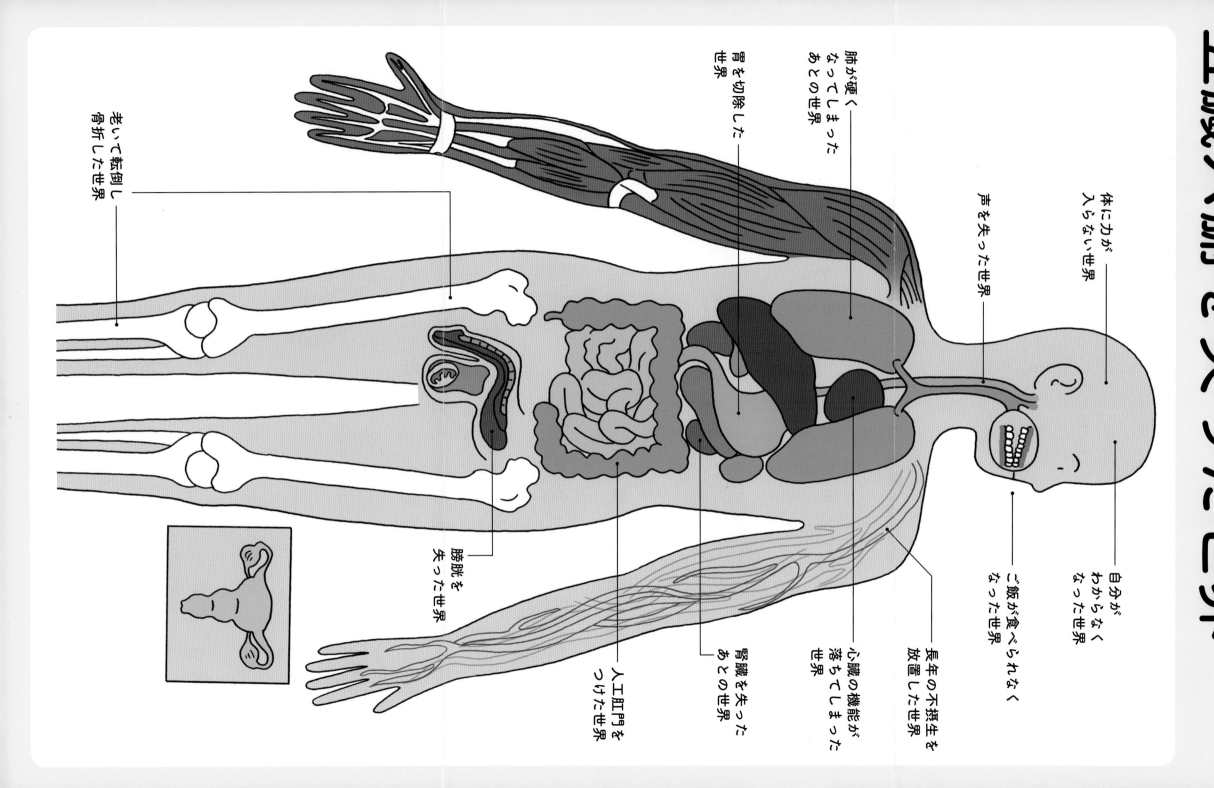

老いて転倒し
骨折した世界

肺が硬くなってしまった
あとの世界

胃を切除した
世界

体に力が
入らない世界

声を失った世界

自分が
わからなく
なった世界

ご飯が食べられなく
なった世界

長年の不摂生を
放置した世界

心臓の機能が
落ちてしまった
世界

腎臓を失った
あとの世界

人工肛門を
つけた世界

膀胱を
失った世界

各臓器の構造

 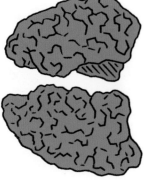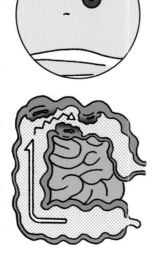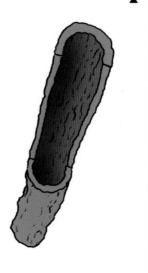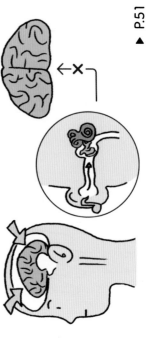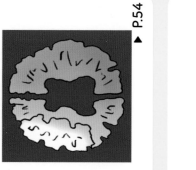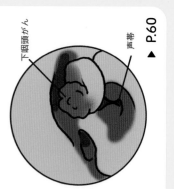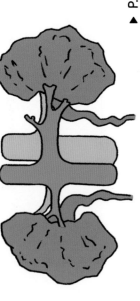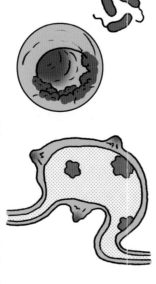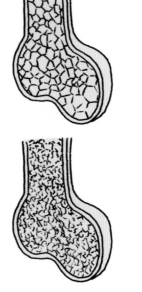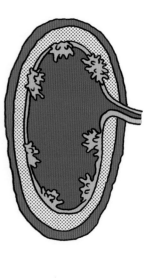

人生100年、「病気知らず」で生きるには？

怖いけど面白い

予防

PREVENTIVE MEDICINE

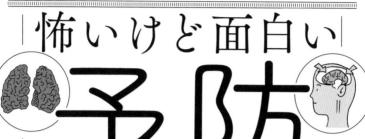

医学

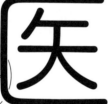
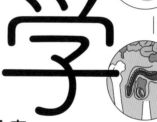

産業医・内科医
Preventive Room株式会社代表　森 勇磨

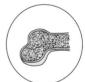

世界文化社

怖いけど面白い予防医学

はじめに

　あなたは20年後の自分の姿を想像できるだろうか？

　こう問われて、明確にイメージが浮かぶ人はとても少ないだろう。かくいう私もそうだ。そもそも20年後の自分の姿など誰もが想像もつく訳がない。

　しかし、医学的な側面でいえば、たとえば、「全く運動をしない生活を20年続けた人は、20年後こんな病気になって、結果としてこんなふうに辛い人生になってしまう可能性が高いだろう」といった具合に「病気に関する未来予測」という点では、ある程度の算段を立てることができる。

　私は医師として救急の現場にいた頃、日々の生活の乱れの積み重ねが原因で、病気が「仕上がった」状態でストレッチャーに乗せられて、救急車からうめき声を上げて搬送されてくる人々に数多く出会ってきた。

　こういった方々に、正しい医療情報がわかりやすい形で届いていない、知らなかったから手遅れになってしまうという状況を憂い、一人でも多くの人にできるだけ後悔をして欲しくない思いから、私は2020年からYouTubeや書籍を通じて「予防医学」についての情報発信を続けている。

　そしてその活動を通じて明確に見えてきたことがある。
　それは「予防しなかったらどんな未来が待っているのか？」という、未来の自分の姿を知らないがために、なかなか重い腰を上げられない方がとても多いという現状だ。

我々医師は、知っている。

煙草を毎日1箱吸い続ければどうなるのか。

毎日浴びるように酒を飲めばどうなるのか。

過度な肥満の状態で何十年も過ごせばどうなるのか。

たまに「うちの祖母はヘビースモーカーだったが100年生きた。だから煙草は体に悪くない」と反論される方がいる。そういった意見は実にナンセンスである。

予防医学は統計学に基づいた論文をベースにした「確率論」だ。健康リスクのある生活習慣を続ければ、さまざまな臓器を痛めつける「リスク」は急上昇していく。

もちろん将来的に何も起こらなければよいが、それは単に、幸運な偶然による結果でしかない。あなたのヘビースモーカーの祖母が100年、いや200年生きたとしても、予防医学が健康寿命を延ばすために有用な手段であることは揺るがないし、まちがいない事実だ。

統計がどうのこうのなんてまどろっこしい話をするまでもなく、予防の大切さは肝臓や腎臓、そして心臓がやられ、やっとの思いで救急車を呼んだ人々と浴びるように接触している医療職が一番身に染みて実感していることだ。

そんな思いからこの本は誕生した。

第1章ではふだん病気の人と接することのない方々にも、症状の擬似体験ができるようにできるだけ生々しい現実をお伝えしている。

そして2、3章では病気や人体についての非常に面白い医学の知識を共有し、予防について学べるように、そして今日から活か

せる内容もふんだんに盛り込んだ。

この本では教養本としても、健康本としても老若男女問わず読めるように、難しい専門用語はできるだけ排除した。

パラパラと全体を通して読むことで、人体の面白さ、病気の恐ろしさ、そして予防医学の重要性を、学んでもらえる1冊になっていると思う。

私たちは、知らず知らずのうちに24時間365日懸命に働く臓器たちに、いらぬ負荷をかけ続けてしまいがちだ。そして、そのしっぺ返しは最終的にわが身に返ってくる。

人生100年時代、ひとつしかない大切な体を守るために、予防医学は万人にとって必須の知識である。

動脈硬化が進んだら血管を元通りの状態にはできない。

脳梗塞や心筋梗塞になったら、一度壊死した脳や心臓は元には戻らない。がんが進行して、転移をしたら、手術をしたくてもすることはできない。——人間の体は、いざ大病になってしまうと、いくらお金を積もうが完全に元には戻らない。

だからこそ「予防医学」が重要なのだ。

本書で、未来のあなたの臓器たちを守るために大切な知見について、人体のしくみも含めたっぷり学んでいってほしいと心から願っている。

それでは、まずは「五臓六腑を失った世界」からのぞいていこう。

森　勇磨

目次

第 **1** 章

病気になったあと
五臓六腑を失った世界

第2章

病気になるしくみ
人間の体の中で起きていること

第3章
大病を避ける方法

付録

症状別に 気になる病気を チェック！

症状は一例です。

のど、肺

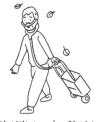

息苦しい、咳が出る
痰が絡みやすい

・肺がん
・ＣＯＰＤ

▶ P.22、24

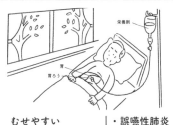

むせやすい
ものが
飲み込みにくい

・誤嚥性肺炎
・胃ろう

▶ P.39

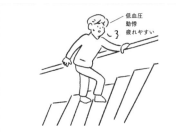

ささいな運動で息切れ、
体がむくみやすい

・心不全

▶ P.49

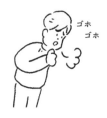

声のかすれ
のどの違和感

・咽頭がん

▶ P.60

体の痛み

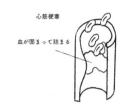

心筋梗塞

血が固まって詰まる

肩の痛み
歯の痛み
胸の痛み

・心筋梗塞

▶ P..46

しゃべりにくい

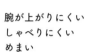

めまい

腕が上がりにくい
しゃべりにくい
めまい

・脳梗塞

▶ P.54

とにかく激痛

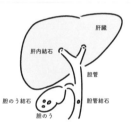

肝臓

肝内結石

胆管

胆のう結石

胆管結石

胆のう

激烈な腹の痛み
発熱、感染症

・胆石

▶ P.73

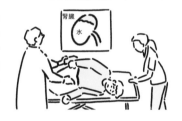

腎臓

水

激痛、冷汗、
腎臓に水が溜まる

・尿管結石

▶ P.77

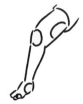

足の親指の付け根
ひざや足首、股関節
に激痛がある

・痛風

▶ P.153

数値の異常

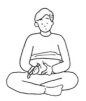

血糖値、HbA1c が高値 目に黒点がある	・糖尿病
	▶ P.34

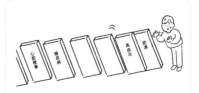

BMI30以上、 LDL、HDL、 血圧が異常値	・生活習慣病
	▶ P.185

高齢者で気になる

あついの？
わからないわ

体温調節
機能の低下

自分のやっている ことがわからない	・認知症
	▶ P.51、82

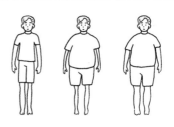

入院などによる 筋力低下	・サルコペニア
	▶ P.123、199

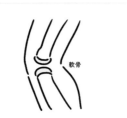

軟骨

軟骨がすり減り、 歩くだけで痛い	・変形性 ひざ関節症
	▶ P.161

女性に特有、多い

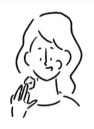

氷が無性に欲しくなる
息切れ、めまい、抜け毛 ・貧血

▶ P.66

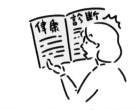

LDLコレステ
ロールが急上昇
ほてり、のぼせ ・更年期障が
い

▶ P.88

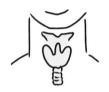

大量の汗や動悸、
ほてり、うつ状態、
抜け毛など ・甲状腺の
病気

▶ P.126

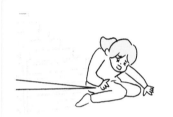

転んだだけで骨折
骨密度の低下 ・骨粗しょう
症

▶ P.43

男性に特有

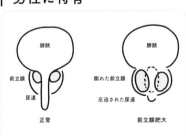

膀胱　　　　　　　　膀胱

前立腺　　　　　　　膨れた前立腺
尿道　　　　　　　　圧迫された尿道

正常　　　　　　　　前立腺肥大

寝ているときに
尿意を催しやすい ・前立腺
肥大症

▶ P.132

がんの疑い

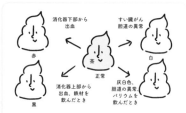

排泄物の色が
おかしい

・肺がん
・大腸がん
・胃がん

▶ P.141

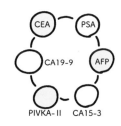

血液検査の
マーカーが上昇

・肺がん
・前立腺がん

▶ P.149

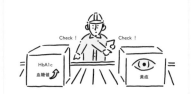

急激な
血糖値の上昇
白目や全身が黄色い

・すい臓がん

▶ P.146、164

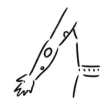

ほくろが大きく
なっている、
爪に黒い直線

・メラノーマ

▶ P.148

睡眠の異常

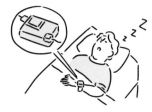

熟睡しているのに
昼間眠い

・睡眠時
　無呼吸
　症候群

▶ P.96

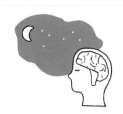

寝つきが悪い
目が覚める
気分の落ち込み

・うつ病
・橋本病

▶ P.127、230

脳や目の異常

脳梗塞かもしれない症状

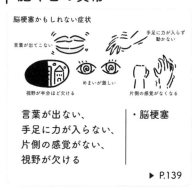

言葉が出てこない　　手足に力が入らず動かない
視野が半分ほど欠ける　めまいが激しい　片側の感覚がなくなる

言葉が出ない、
手足に力が入らない、
片側の感覚がない、
視野が欠ける

・脳梗塞

▶ P.139

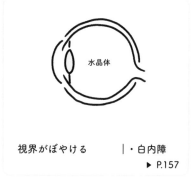

水晶体

視界がぼやける　｜・白内障

▶ P.157

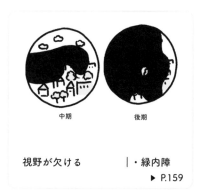

中期　　　後期

視野が欠ける　｜・緑内障

▶ P.159

症状が出る頃は進行

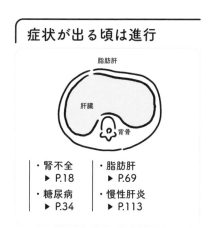

脂肪肝
肝臓
背骨

・腎不全　・脂肪肝
　▶ P.18　　▶ P.69
・糖尿病　・慢性肝炎
　▶ P.34　　▶ P.113

本書について

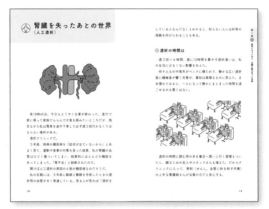

「病気のなれの果て」に人はどのような状態になるのか?

本人たちの目線で症例別に12のストーリーを紹介する。第1章で登場する人物の姿は、もしかしたら20年後のあなたの姿かもしれない。

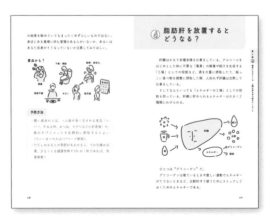

第1章で登場した人物たちの体の中では一体何が起きていたのか? 誰でもすぐに実行できる予防方法について。

本章では「病気になるしくみ」について講義をしていく。我々はどのような行動をしたら、体の中で何が起き、どのように大病を患っていくのか。人体の構造をていねいにひもときながら、ひとつずつ人体という「小宇宙」における医学知識を腹落ちしていってもらいたい。さらに日々実践できる各病気の「予防方法」を伝授する。

第3章

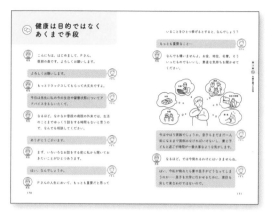

私（医師）との対話の中で、生活の見直しをうながしたい。

最終章では少し趣向を変えみなさんの生活の見つめ直し方を会話の中で学んでもらい、人生の軌道修正をしいかにして、大病を避け、健康寿命を延ばしていくのか解説する。

付録

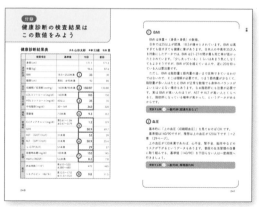

・**健康診断の検査結果はこの数値を見よう**
　検査結果でおさえておきたい数値をピンポイントで解説する。

・**病名別／症状別索引**
　病名や気になる症状から引くことができる。

最初に「大病の末路」を紹介しよう。

普段、五体満足で生活している人にとってはあまり知ることはないが、今も日本のどこかで起きている現実の話だ。誰にとっても他人ごとではなく明日あなたの身に起きたっておかしくはないだろう。

この本を読んでいるみなさんには、病気になった後の「リアル」をぜひ知っておいてほしい。そして、その上でぜひ一人でも多くの人に、「言葉を持たない臓器たち」の声に耳を傾けてほしい。

第 **1** 章

病気になったあと
五臓六腑を
失った世界

腎臓を失ったあとの世界
（人工透析）

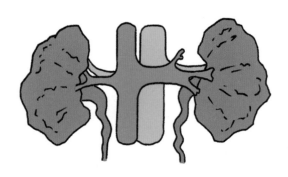

　夜18時45分。今日もようやく仕事が終わった。直行で家に帰って家族だんらんで夕食を囲みたいところだが、残念ながら私は電車を途中下車して必ず週3回行かなくてはならない場所がある。

　透析クリニックだ。

　5年前、持病の糖尿病を「症状が出ていないから」とあまく見て、運動や食事の対策を怠った結果、私の腎臓の血管はひどく傷ついてしまい、結果的にほとんどの機能を失ってしまった。「腎不全」と診断されたのだ。

　聞けば人工透析の原因の4割が糖尿病なのだそうだ。

　私の左腕には、5年前に動脈と静脈を手術したときの透析用の血管が太く発達している。見る人が見れば「透析を

している人なんだな」とわかるし、知らない人には好奇の視線を向けられることもある。

⟩ 透析の時間は

週３回×４時間、週に12時間を費やす透析通いは、私の生活に少なくない影響を与えた。

何十人もの中高年がベッドに横たわり、静かな広い透析室に機械音が響く光景が、最初は異様なものに思えた。まあ慣れてみると、一人になって静かにまとまった時間を過ごせるのも悪くはない。

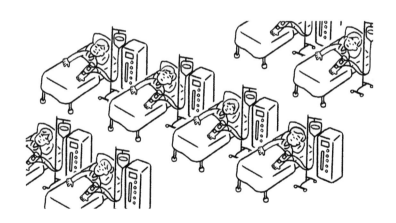

透析の時間に読む用の本を書店へ買いに行く習慣もついたし、顔なじみの友人やスタッフさんも増えた。だからクリニックに入って、穿刺（せんし。血管に針を刺す作業）の上手な看護師さんが当番の日だと安心する。

⊙ 見て見ぬフリをしてきた

　腎臓に負担がかかるカリウムの多く含まれた食事は食べられないので、妻が腎不全用のメニューを日々考えてくれる。そのおかげで、食事にも大きくは困っていない。以前のように好きなものを好きなだけ、とは当然いかなくなったが……。

　しかし腎臓は、症状が出る頃にはずいぶんと病状が進行している"思いやりのない臓器"である。
「もう少し早くサインを出してくれれば……」と恨みたくなる気持ちもあるが、健康診断の結果や、糖尿の数値を見て見ぬフリをしてきた自分に腎臓を責める資格はないか。

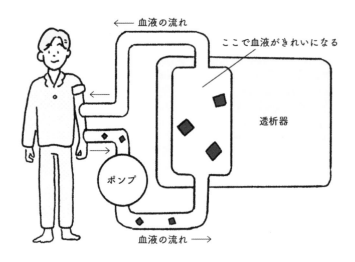

当時はコロナの感染拡大初期で、在宅勤務の導入によってよけいに歩く量が減ってしまったのもよくなかった。

結局コロナに感染こそしなかったものの、「私だって立派なコロナの被害者だ！」と訴えたくもなるが、そんな話を誰か聞いてはくれないだろうか。

糖尿病性腎症
透析の原因の4割は糖尿病が原因となる「糖尿病性腎症」。
他にも高血圧が原因となる「腎硬化症」が原因となることもあるし、
尿酸値が高いと「痛風腎」という状態になり機能が落ちることも。
要するに「腎臓を守る行為≒生活習慣病を予防する行為」となる。

参照

・糖尿病⇒　P. 34　　・尿酸値⇒　P. 153
・高血圧⇒　P. 129　　・クレアチニン⇒付録 P. 243

肺が硬くなって
しまったあとの世界
（COPD（慢性閉塞性肺疾患））

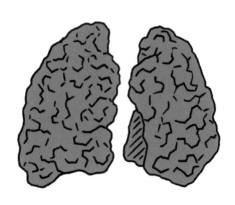

　私は今年の10月で65歳になる。明確な高齢者の仲間入りだ。

　私の生活は、現在酸素ボンベなしでは成り立たない。じつは若い頃からの喫煙習慣の結果、体のなかの肺は正常な呼吸機能を失ってしまった。医者にCTで見せてもらったが、本来はハチノスのように細かく小部屋の構造を持つ肺が、たばこの煙で壁は仕切りを失い大広間が生まれその一部は空洞化していた。

　こうなると、肺で換気できる空気の量が減ってしまう。

　換気できる量が減ると、体に必要な酸素を取り込めず呼吸が苦しくなってしまう。

　そのため、私の肺には1日中"鼻カニューレ"を通じて

酸素ボンベから酸素が流れ込んでいる。酸素が流れていると症状はいくぶんか楽になる。

　最初は面倒だったが、じきに慣れた。今ではキャリーに酸素ボンベを積んで、自宅の庭を歩き回るのが日課だ。遠出もたまにはしたいが、3kgの酸素ボンベを引きずり回して移動するのは少々老体にこたえる。

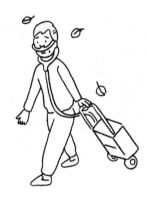

◯ 昔はどこでも、いつでもたばこが吸えた

　私の社会人としての最盛期はバブル期で、日本が好景気の真っ盛りだった。

　あの頃は会議室でも、レストランでも電車でも、たばこを吸えない場所などほとんどなく、四六時中たばこを吸いながら夜遅くまで仕事を片付け、毎日毎日マルボロ2箱を吸い潰していた。医者にさえ、診察室でたばこをくゆらしながら聴診器をあててくる人がいた時代だ。喫煙するのが当たり前の社会だったし、むしろ猛烈にたばこを消費しな

がら時代を駆け抜けることに美徳すら感じていた。

　輝かしい時代を経験できた私の人生に、後悔はない。

　ただその代償に、3kgの酸素ボンベと24時間をともにする老後が待っているとは思ってもみなかったが。

　若い頃は少々咳が出たり、痰が絡みやすくなるくらいで気にもとめていなかったが、年を重ねた結果、普通の呼吸さえも苦しい状態になってしまった。

　そしてつい先日、レントゲンを撮影したのち、かかりつけの医者に紹介されて大きな病院で精密検査を受けたら、右の肺に3cm大の肺がんが見つかった。転移もしており、がんをすべて取り除くことは難しいらしい。今後は放射線を使った治療をおこなう予定だ。これも昭和を謳歌した代償であろうか。

　あとから知った話だが、現役時代にもヘビースモーカー用の肺がん検診があったそうだ。放射線量の少ないCTで、肺腫瘍の有無を確認するものらしい。家内も自分も聞いたことがなく、帰省した息子に教えてもらった。

　それでも、もう一度改めて考えてみても自分の人生に後悔はないが、もう少し体のことに興味を持って勉強をして、顧みる時間を作ってあげてもよかったのかもしれないな。

肺がん
当然、たばこが大きなリスクとなる。
ヘビースモーカーの人にとっては「低線量CT」という検診の
有効性が示されている。まずは意欲が出たら「禁煙外来」へ。

参照
・がんになる理由⇒　P. 115　・低線量CT ⇒　P. 184

胃を切除した世界
（胃がん、ダンピング症候群）

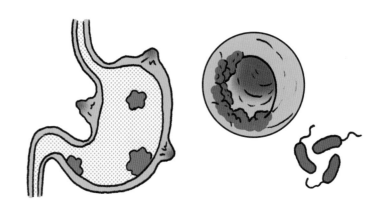

　私が3年前に胃カメラの定期検診を受けていたお陰で、消化器内科の医師によって胃がんが早期発見され、手術をおこなうことができたのは非常に幸運だった。

　胃がんは遠隔転移（別の臓器に転移すること）が起こると、手術さえおこなうことが許されない場合がある。定期検診を受けていて命拾いした。

　しかし、"胃を切除する"ということは、すなわち胃の機能を失うことを意味する。胃という食物の消化の工程における主力選手を失った人間の体はどうなってしまうかご存じだろうか？

まず、胃を切除すると文字通り胃が小さくなってしまうので少食になり、食べる量は以前よりかなり減ってしまった。

また、胃と食道のつなぎ目の部分にある「噴門」と呼ばれる部分も失ってしまう。この噴門は胃から食道への逆流を防ぐ"ストッパー"のような存在で、噴門がない私の体のなかでは食物が逆流しやすく、胸やけの症状を時折感じるようになってしまった。

⊘ ダンピング症候群

「ダンピング症候群」という言葉をご存じだろうか？

私は手術直後、このダンピング症候群に非常に悩まされた。

本来、胃では胃酸によって食物を殺菌し、その後十二指腸において大量の消化酵素を浴びる。そののち、消化がしやすい、粥状の塊として、少しずつ腸へ運送される。しかし、胃がなくなると食物がそういった過程をすっとばし、一気にドカっと小腸へ流れ込む。この影響で吐き気を催したり、腹痛、下痢といった症状が出現するようになってしまった。

また、調整役である胃の存在がないことでワンクッションおかずに糖分の吸収が腸で急速におこなわれ、一時的な"高血糖"状態となる。血液はある程度なめらかに体を循環する必要があるため、血糖値が高い状態はまるで血液に

おもりを付けられたような状態になってしまい、体にとって都合が悪い。

そこで「インスリン」と呼ばれる血糖値を下げるホルモンが緊急で分泌される。このインスリンが分泌される工程のなかで、なかなか微調整は効かない。

体重の重い人間がシーソーの片側に座った途端シーソーが一気に傾いてしまうように、一気にインスリンが放出されると血糖値は一定の勢いを持って低下し、そのまま基準値を超えて"低血糖"になってしまう。そして低血糖はふるえ、大量の汗、めまいのような症状を引き起こす。

これがダンピング症候群の正体だ。

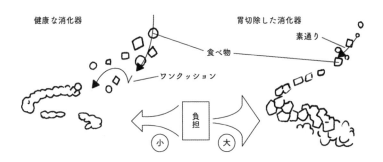

「ダンピング」とはもともとダンプカーが大量の土砂を一気に投げ下ろすときのことを表した言葉である。まさにダンプカーが投げ下ろした土砂のように、人間の体外から食道を通過し、一気に投下される食物に対して、心の準備が

できていない小腸が満足に対応するのは難しい。だからこそ、胃が調整をしてくれないなら自分の意志で調整をするしかない。

⊙ ゆっくり、少しずつ

小腸の気持ちを考えると、今までのように家系ラーメンや、大盛牛丼を貪るように食べることはできない。

ゆっくりと咀嚼し、自らがコントロールして食べ物をていねいに、少量ずつ腸へ流し込んであげる必要がある。場合によっては１日３食ではなく、もっと回数をわけて食事をすることで、腸への負担を分割してあげることもある。

もし、ダンピング症候群による低血糖の症状が起きたならば、飴などをなめることで糖分を体内に取り入れ、血糖値のシーソーをできるだけ平衡に保ってあげる必要があるのだ。

手術をした当初は、ダンピングの症状に戸惑い、調整に失敗して低血糖の症状が起こったり、吐き気を催したりすることもあった。しかし３年も経つとその特性にも慣れ、だんだんと症状を起こさない範囲の食事摂取のあんばいがわかってきた。

しかし、夜一人の時間、時にふと考える。
なぜ私は胃がんになってしまったのだろうか？
そもそも胃がんとはどういう行動がリスクになるのだろ

うか？

　3年前、あるいはそれ以上前に何かしておくべきことが
あったのだろうか、と。

胃の内因子
胃がんで胃を切除すると、胃の粘膜から分泌される、
ビタミンB12の吸収を助けてくれている「内因子」という
物質の数が少なくなる。

ビタミンB12
ビタミンB12が上手く吸収できないと貧血になってしまい、
息切れやめまいの症状が起きることも。
胃は食べ物の消化以外にも色々な仕事をしている。

参照
・胃がん、ピロリ菌⇒　P.110　・皮膚（がんのサイン）⇒　P.146
・胃カメラ⇒　P.184　・バリウム⇒　P.142、184

人工肛門をつけた世界
（大腸がん）

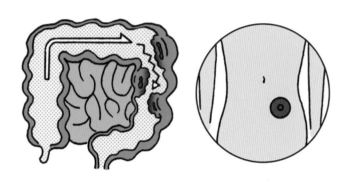

「オストメイト」という言葉を聞いたことがあるだろうか。

　オストメイトとは、人工肛門や人工の膀胱を使用して生活している人々のことで、日本には20万人ほど存在する。俳優の渡哲也氏が人工肛門を使用していたことでご存じの方もいるのではないだろうか。そして私もそのなかの1人だ。53歳のとき、大腸がんの手術で人工肛門の使用を余儀なくされた。

　外から見るとまったくわからないのだが、服の下、私の臍の左下では腸がむきだしになっていて、腸の粘膜の色、皮膚からプリっと顔を出した様は、さながら梅干しのよう

だ。この梅干しのことを「ストーマ」と呼び、ここに袋をつないで便を排出する。いや、正確には「排出される」というべきか。

というのも、私はこのストーマとの生活が始まって以来、便意というものがない。肛門の手前に便が到達する前に、このストーマを通じて体の外に便が文字通り「流れ出ていく」からだ。

手術直後はこの違和感に非常に戸惑った。

便が袋のなかに溜まったら、オストメイト用の多目的トイレで便を洗い流す必要がある。このトイレを探すのにも最初はひと苦労だったし、そもそも排便を自分でコントロールできないので、腸の気まぐれで便が袋のなかに横流しにされてくる。

なにより、便の臭いがまわりにしていないか、便の流れる音が聞こえていないか気になったものだ。

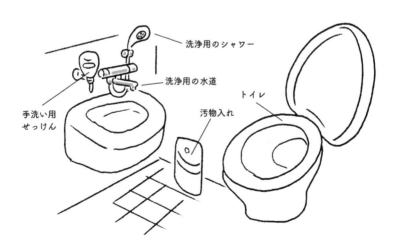

手洗い用
せっけん

洗浄用のシャワー

洗浄用の水道

汚物入れ

トイレ

⊙ ストーマ生活

　今では使用法にも慣れ、じつはあまり以前の人生と変わらないといえば変わらない。ストーマ部分のシールを張り替えるのがやや面倒で、ときどきかゆくなるくらいのものだ。

　生活において特に困ることもない。前と同じように仕事もできている。以前と同じ服を着て、以前と同じ食事を食べても問題はない。ジョギングも変わらずできる（女性はワンピースを着なくなるなど少し大変なようだが……）。

　特に便の臭いがすることもない。

　趣味のゴルフのラウンドも月に2回変わらず行っていて、私の両腕は小麦色に日焼けしている。自分から言わなければ、私が人工肛門で生活しているなんて決して誰も気づかないであろう。

　ちなみにラウンド終わりの大浴場では、ストーマを小さく折りたたんで、トイレで腰にタオルを巻いて入浴している。

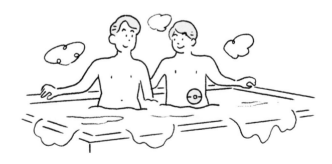

排泄物が漏れることは基本的にないのだが、見ると驚く人もいるし、まだオストメイトに対して世間の認知が高いとは言えない。隠すようにしている。

⊗ 自治体のがん検診でみつかった

私は非常に幸運であった。たまたまチラシで目についた自治体の検便のがん検診。もともと受けていなかったのだが、このときはなんとなく気が向いて受けてみたら陽性。ここからあれよあれよと大腸カメラから精密検査へ進み、大腸がんの宣告を受けた。

大腸がんのなかでも「直腸」という場所のがんで、肛門に近い位置で肛門を温存できなかったようだ。最初は当然ショックだったが、今ではある程度元通りの暮らしをできているし、あのとき検便のチラシを見て本当によかったと思っている。

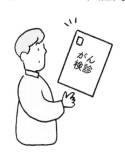

便潜血検査
大腸がんは日本人に一番多いがん。要注意だが、有効な検診が「便潜血検査」。いわゆる「検便」のこと。
便潜血検査をおこない死亡率が20％下がったというデータなどが存在し、アメリカの予防医学専門委員会でも「グレードＡ（強く推奨する）」の検査。日本人の受診率は4割程度だが、50歳を超えたら毎年受けてほしい。

参照
・排泄物が出す危険サイン⇒　P.141　・貧血⇒　P.66
・血便⇒　P.103、164　・便潜血⇒　P.176

長年の不摂生を
放置した世界
（糖尿病）

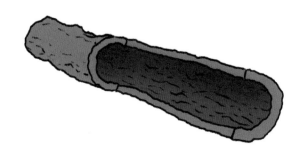

「あなたは糖尿病です」

この病気の宣告をはじめて受けたとき、私は特にショックも受けず、驚きもせず、「ああ、そうなんだ」程度の認識しかなかったことを今でも鮮明に覚えている。

自覚症状もまったくないので、日々の生活をするうえで何の支障もなかったし、糖尿病なんぞおしっこの糖分の量が増えるだけの、たいして生活に影響しない病気だと思っていた。

私の仕事は営業マンだ。世間のイメージ通り、生活のリズムは不規則、飲み会も否応なしに増えるし、突発的な仕事への対応も必要だ。当然、生活習慣病を抱えている人の

数も増える。しかも、営業成績が良い人はだいたい健康診断で血糖値が高い指摘を受けているし、むしろ血糖値の高さは仕事をがんばった証くらいに考えていた。

そもそも「ヘモグロビンエーワンシー（HbA1c）」なんて単語を聞くのははじめてだったし、7だとか8だとか言われても、全然さっぱりピンとこなかったのだ。

診断を受けて以降、一応産業医に言われるがまま医者には通っていたが、薬を飲んでいれば十分だろうと思い、特に生活を変えることも考えなかった。

そして通院を始めてから9か月後、いつものようにかかりつけの病院に受診すると、

「採血結果が悪いので飲み薬だけでは血糖値の調整がつかない。インスリンの注射をお腹に打つ必要があります」

こう告げられた。

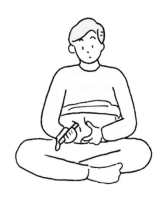

これには少々こたえた。ただ「こたえた」といっても
ショックというよりは面倒くさいのと、痛いのが嫌だなあ
という思いのほうが強かった。今でこそ慣れたし、針が細
いので本来痛みはないのだが、最初は非常に大変で、恐怖
心から自分で注射のボタンを押せないことが何度もあっ
た。

　これ以降、さすがに"インスリンの自己注射"というい
くぶんか非日常的な変化が起こったことで、少し糖尿病を
意識するようになった。書店で糖尿病について書かれた本
があれば目につくようになった
し、採血の結果の推移が気になる
ようになったが、それでも当時の
自分の人生において仕事より重要
なものはなく、相も変わらず接待
三昧の日々を送っていた。

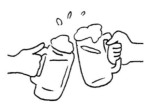

⊙ 合併症による失明、足の切断

　そしてとうとう、その日が訪れた。

　ある日の休日、目を覚ますと、突如として昨日まではな
かった黒々とした点が視界に散在している。片方ずつ目を
閉じてみると、どうやら右眼のほうで異変が起きているよ
うだ。

　これはさすがに何か起きていると思い、すぐに眼科の予
約を取り受診した。検査の結果は糖尿病の合併症の影響に
よる"眼底出血"（網膜やその周辺で起きる出血）で、最

悪の場合失明の可能性もあるという宣告を受け、レーザーでの治療がおこなわれることになった。

　あとで知ったのだが、糖尿病は血管を傷つける病気で、目の血管を傷つけ視力が低下する"糖尿病網膜症"は、非常に代表的な合併症なのだそうだ。

　眼科には糖尿病の主治医へ定期的に通うよう口を酸っぱくして言われていたのだが、話半分に聞いたうえで忙しさにかまけて受診をしていなかった。

　失明の危機に瀕してはじめて、私は生活習慣を改める決心をした。失明してしまっては今まで通りの仕事もできない。

　事情を会社にも話し、接待は必要最低限に留め、たばこもやめた。今は野菜中心の食生活や週３回のジョギングも取り入れている。

バランスのよい食事、適切な運動、十分な睡眠

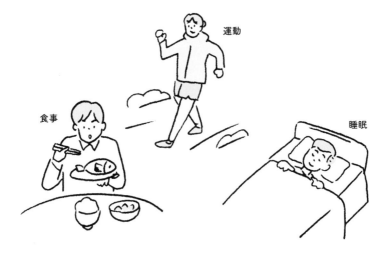

運動

食事

睡眠

人間必要に駆られればなんでも実行できるものだ。

　さいわいレーザー治療の甲斐あって、現在は少し視力が落ちたものの仕事に支障はないし、HbA1cも6台前半をキープできている。

　しかし私は糖尿病合併症患者のなかではマシなほうのようで、なかには足の感覚がなくなり、畳のトゲが刺さったのに気づかず足が化膿し、足の切断を余儀なくされたり、人工透析が必要になってしまう人も少なくないようだ。

　私自身だって、長年の不摂生によって糖尿病による血管のダメージは蓄積していて、元には戻せない。今後合併症が起きないことを祈るばかりだ。

　はじめて糖尿病の宣告を私は受けたとき、若かったのだと思う。仕事のことしか頭になく、自分の病気についての危機感はなく、知ろうともしなかった。症状が出て、自分が困ってから準備をするのでは遅いし、せっかく受けた健康診断の意義を台なしにしまっていて、深く反省した。

　これからは会社の後輩たちには営業のノウハウだけでなく、体調管理の重要性もしっかりと叩き込んでいこうと思っている。

HbA1c(ヘモグロビンエーワンシー)
1〜2か月間の血糖値の平均値。血糖値を「点」とするならHbA1cは「線」を表す。糖尿病には多種多様な合併症があり、どれも致命的なもの。

参照

・透析⇒　P. 18　・すい臓がん⇒　P. 164
・脂肪肝⇒　P. 69　・レジスタンス・トレーニング　P. 199
・悪しきコミュニティ⇒　P. 205　・HbA1c⇒　付録 P. 244

ご飯が食べられなく なった世界
（胃ろう・人生会議）

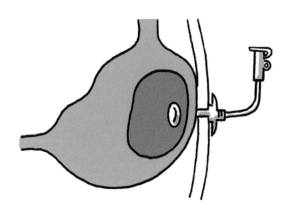

　父がとうとう、ご飯が食べられなくなった。

　父は5年前に認知症の診断を受けた。認知症の診断を受けてから、徐々に日常生活でできることがひとつ、ひとつと減っていき、とうとう食事がとれなくなってしまった。そもそもここ最近は、食事をとってもむせてしまい、肺炎で入院になることが多かった。

　認知症になるとモノを飲み込む機能がおとろえ、むせやすくなってしまい、"誤嚥性肺炎"（飲み込んだものが肺に入って炎症を起こす病気）という肺炎になりやすくなってしまうようだ。

　2度目の誤嚥性肺炎での入院が決定したとき、主治医か

らは「次肺炎になったら、胃ろうを検討しましょう」

こう言われていた。

恥ずかしながら、このときまで"胃ろう"という言葉すら知らなかった私は、言葉の意味から調べ直した。お腹の皮膚から胃に向かって穴を空けて管をつなぎ、そこから栄養を注入する方法だ。内容だけ聞くと大変そうだが、体への負担やトラブルも少ないらしい。

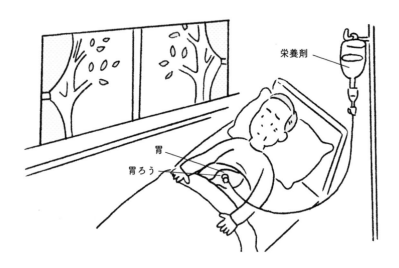

栄養剤

胃

胃ろう

とうとうそういったことも考えなければいけないのか……と思っていた矢先、突如父は食事を食べなくなってしまった。

医師に検査をしてもらったが、治療が必要そうな原因はなく「ある意味、老衰ですね」とポツリ。当然、食べられない状態で放置しておけば死んでしまう。選択肢としては

点滴をつないでおくことや、鼻からチューブを入れて栄養
を送りこむこと、そして以前話にあがった胃ろうだ。

　突然の選択を迫られ、本人不在のなか、家族のなかで会
議がおこなわれた。

⊙ 本人不在の人生会議

「お父さんはそもそも医者嫌いやったし、あんまり管につ
ながれたくないんじゃなかろうか。自然なままではいかん
かね」

「でも、放っておいたら死んでしまうし、鼻からチューブ
なんて見るからにしんどそうや。胃からトクトク栄養を
送っていくのが楽なんちがうか」

　家族のなかでも意見が分かれたが、誰一人として認知症
になる前の父親が、物が食べられなくなったときにどうし
てほしいのか、本人の口から聞いていた人はいなかった。

　結局、家族のなかでも自分たちの意志で命を手放すほう
の選択肢をとる勇気はなく、胃ろうを選択し、父は食事を
一切食べられない状態で体に栄養が送りこまれることに
なった。

　そして胃ろうを作ってから2年後、父は静かに息を引き
取った。

　胃ろうを作ってからも認知症は進行し、家族のことも認
識できないレベルになってしまっていたが、家族にとって

はこの2年はある意味有意義なもので、徐々に衰弱していく父を見ながら、時間をかけて死を受け入れていくことができたし、苦しむ姿はあまり見ることがなかったのも幸いだった。

だが、父にとってそれが良かったのかどうかはわからない。父が認知症になる前に、もし父の人生について話し合う時間をとっていたらどういう選択になっていたのか、ふと考えてしまう。

父が「胃ろうなんてしないでほしい。自然なままで逝かせてほしい」──このような意志を持っていたら、この2年はまた違った形になったのだろう。

ただひとつ言えることは、死という存在が自分にとってあまり現実味がなかったがゆえに、ご飯が食べられなくなったらどうするか、心臓が止まったとき心臓マッサージはどうするか……こういった家族会議をしようという選択肢すら頭に浮かびあがってこなかったということだ。

自分が父の年齢になったとき、子どもたちはそんな場を作ってくれるのだろうか。作ってくれなかったとき、自分で自分の意志を伝える勇気が持てるだろうか。

人生会議
命に関わる出来事は、当然年齢を重ねれば重ねるほど、起きる可能性は高まる。自分自身の希望や価値観を伝えておくこと、そして聞いておくことは、「何か」があったときに最良の選択をするために必ず必要だ。タイミングをみて、できれば人生会議を1度はしておこう。

参照
・認知症： ⇒ **P. 51** ・サルコペニア： ⇒ **P. 123**

老いて転倒し骨折した世界
（骨粗しょう症・大腿骨骨折）

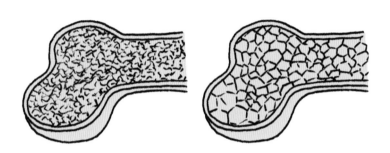

　12月のひどく冷え込んだある日、母が救急車で運ばれた。家の階段で足を踏み外し、３、４段を転げ落ちた先で動けなくなってしまった。

　実家は築60年になる木造の家。階段もかなり急で上り下りするとギシギシと音が鳴る。高齢の母にはいささか危ないとは思っていたが、なにせ母は年齢に比して非常に元気だったし、油断してリフォームは後回しになってしまっていた。

　母からやっとの思いで電話をもらい駆けつけると、股関節の激痛で転げ落ちた先から一歩も動くことができず、うずくまる母の姿があった。

　これではとてもではないが自力で病院に行くことはでき

ないので、狼狽しながらも私が119番に電話をし、救急車を呼んだ。

　搬送後、病院でレントゲンを撮影した結果は、"大腿骨"という太ももの部分の大きな骨が、股関節の根元から折れてしまっているとのこと。人工の金属の球体（人工の骨頭。骨同士の接続部分）を、骨盤とのつなぎ目にはめ込む手術が必要なのだそうだ。

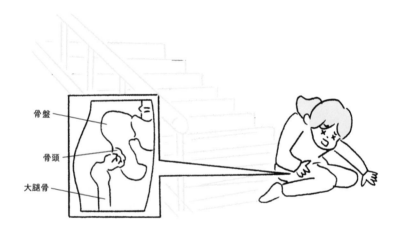

骨盤

骨頭

大腿骨

　すぐに手術がおこなわれることになった。

　思わぬ展開に、私は状況が整理できなかった。もともと母は病気ひとつなく、毎日の散歩と体操が日課のとてもアクティブな女性だ。今年で66歳になるが、年齢よりも若く見え、快活な高齢者の見本のような人だ。これまで救急車はおろか、病院のお世話になることすらほとんどなかった。

まさか1回の転倒でここまで大事になるとは思ってもみなかった。

◯ 骨の老化は目に見えない

手術は無事成功。1か月半の入院生活の後退院となったが、足の痛みが長引きリハビリが思うように進まず、車椅子が必要な状態になってしまった。残念ながら歩いて自宅に帰ってくることはできなかった。

退院後も母は以前と変わらず気丈に、快活に振る舞っているが、転倒する前のように自由に散歩はできなくなってしまい、時折車椅子を自走させて窓の近くへ行き、窓の外を眺めて寂しげな表情を浮かべている。

あとでわかったのだが、母の骨密度（骨の密度。骨の頑丈さを表す指標）を調べてみると年齢相応に低下しており、骨粗しょう症の状態だったようだ。見かけは若々しかった母でも、寄る年波には勝てなかったのだろうか。

骨粗しょう症検診
高齢者はたった1回の骨折で自分で歩くことができなくなり、「健康寿命」を失う場合も。女性のほうがホルモンの関係で骨密度が下がりやすいので、女性は65歳以上、男性は70歳以上から骨粗しょう症検診が推奨されている。

参照
・更年期障がい：　⇒　P. 88　・骨粗しょう症：　⇒　P. 88
・ヴィーガン：　⇒　P. 117　・骨への刺激：　⇒　P. 210

心臓の機能が
落ちてしまった世界
（心筋梗塞・心不全）

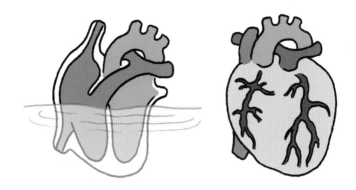

　ある冬の冷え込んだ日の早朝、バイクに乗って道路を走っていたところ、突然肩の痛みと、歯の痛みに襲われた。

　最初は何が起きたのかわからなかったし、肩と歯が痛くなることが何を意味しているのか、その瞬間には想像もつかず、痛みをガマンしながらなんとか家に帰った。

　様子をみていたら少し落ち着いたので肩こりか何かだっただろうか、と思いそのまま痛み止めを飲んでやり過ごしていた。しかし、なかなか痛みがおさまらない。当時は土木の仕事をしていたのだが、これでは仕事にならないので、仕事を休んで急きょ近所の整形外科へ行った。

　痛みのあるなか30分ほど待たされ自分の診察の番が

回ってきた。症状を伝えたところ、外科医が神妙な顔をして診察室の奥から心電図の機械をガラガラと引っ張ってきた。「いや、肩が痛いんだが……」と心のなかで思いつつも、言われるがままにベッドに横たえられ、心電図の検査をおこなった。

　その後、心電図の機械からプリントアウトされた１枚の紙を眺めていた医者から出た言葉が

「心筋梗塞の疑いがあるので、すぐに救急車を呼びます」

　この一言だった。

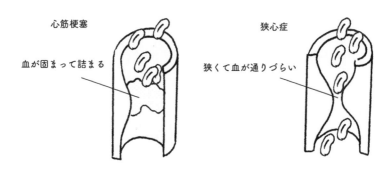

心筋梗塞

血が固まって詰まる

狭心症

狭くて血が通りづらい

　ここから先は気が動転してしまい記憶がうろ覚えなのだが、救急車で近くの大きめの病院の救急センターへ運ばれた。そして自分が横たわるストレッチャーの上で看護師や若い医師が大慌てで何やらよくわからない医学用語を飛び交わせながら、やれ点滴をしたり、足からえらく太い管を入れたり、何かの薬を飲まされたりした。

　そのあとで何やら宇宙船のなかのような部屋に運ばれ、手術着のような服を着た医者が３人がかりでモニターを見

ながら、あれこれ言いながら処置をしていた。

　あとから聞いた話だが、心臓のなかでもかなり重要な血管が詰まっていて、即死の可能性もあったそうだ。

　近所の医者の正確な判断と、迅速な救急センターの対応で私は一命をとりとめた。肩の痛みに湿布を出されて終わっていたら、今頃私はこの世にいないかもしれない。本当に医療従事者の方々には感謝している。

　そして退院後も、非常に大変だった。

⊙ 心臓が満足に動いてくれない

　まず心筋梗塞になり心臓が以前のように上手に動かなくなったことで、ささいな運動で息切れをするようになった。3階建てアパートの3階で一人暮らしをしているのだが、なによりこの階段の上り下りが非常に大変だ。

　このような状態なので土木の仕事も続けられる状態ではなく、ドクターストップがかかってしまった。できれば1階に引っ越したいが、満足に働けない状況のなかでお金の余裕もまったくなく、なかなかすぐに引っ越しもできないのだ。

　また、心臓が全身にうまく血液を回せないため、体がむくみやすくなってしまった。私の足の甲は手のひらに力を込めて押さえつけると、ぐっと痕が残り、じわじわ時間をかけて戻っていく。もともと履いていた靴はかなり窮屈に

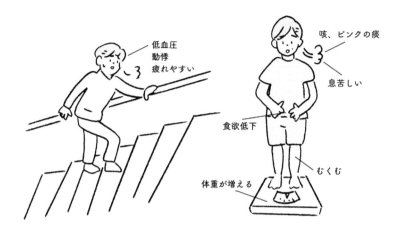

低血圧
動悸
疲れやすい

咳、ピンクの痰

息苦しい

食欲低下

むくむ

体重が増える

なってしまった。

　今の私の状態を「心不全」と呼ぶらしい。

⊙ 心不全とは

　心不全という言葉を聞いてどんな状態か即座にイメージできる人は少ないのではないだろうか。私も同じだ。自分がそうなるまでは心不全についてまったく何の知識も持ち合わせていなかったが、なってみるとひどく生活が制限される。

　とはいえ、このまま動かない生活を続けるとよくないので、定期的に負荷のかかり過ぎない運動をして、リハビリを続けている。

　ずっと放置していた高血圧も、今回の件で改心した。今までのコンビニ弁当やラーメン中心の食生活から、しっか

りと塩分の量やカロリーを計算して、節約しながら自炊を
している。

　おかげさまで6kgのダイエットにも成功した。もちろ
ん最初からそうしておけばよかった話ではあるのだが、ど
うやってもおそらく生活を変えることがなかったであろう
私にとっては「よいお灸になった」と考えるしかない。

　心臓の機能が元に戻るわけではないが、もしかしたらあ
の寒空の日、バイクにまたがった状態で失っていたかもし
れない命をいただいたわけなので、これからは今までない
がしろにしてきた自分の体の管理を最優先に、残りの人生
を生きていこうと思っている。

放散痛
心筋梗塞は胸だけではなく肩の痛みや、歯の痛みとして症状が出ることもある。
左ではなく右肩の痛みのことも。この痛みを心臓から放散する痛みであること
からこう呼ぶ。

冠動脈
高血圧をはじめとした生活習慣病は、心臓に栄養を与えている。心臓をぐるり
と取り囲んでいる「冠動脈」という細い動脈にダメージを与える。この冠動脈
が詰まってしまうと心筋梗塞が起こる。

参照
・高血圧： ⇒ P. 129　・尿酸値： ⇒ P. 153
・運動： ⇒ P. 163、210　・歩数： ⇒ P. 231

自分が
わからなくなった世界
（認知症）

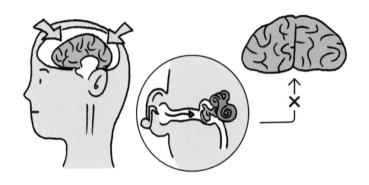

とうとう父が認知症になった。

認知症と宣告されてからは、あれよあれよという間に症状は進行し、私のことを認識できるときと認識できないときがあるくらいにまで進行してしまった。

認知症になると、今どこにいるのか、いつの時代を過ごしているのか、誰と過ごしているのかがだんだんわからなくなるらしい。これを「ケントウシキショウガイ」（見当識障がい）というらしい。医者に教えてもらった。

「ショウガイ」とはいうものの、当の本人は昔にタイムスリップしているのか、昔の友人や本人の母親の名前を呼んで、話しかけては嬉しそうにしている。

そんな父の姿を見ながら、じつは私は後悔していることがある。というのも、父が認知症になる前から、少しずつ会話が減り、距離を置くようになってしまったのだ。

　大きな原因は耳の聞こえづらさだ。年齢とともに耳も遠くなり、大きな声で話さないとなかなか会話もままならなくなった。大きな声で話をしたり、繰り返し同じ内容を話したりすることに辟易し、実家に帰った際の会話の量も徐々に少なくなっていった。

図 **難聴による認知症リスク**

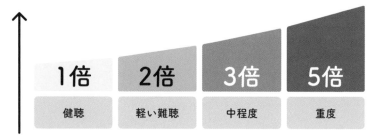

Frank R Lin,et al.Hearing loss and incident dementia.Arch Neurol. 2011 Feb;68(2):214-20. を元に作成。

⊘ 父は自分にとってどんな存在だったのか

　父は真面目で無骨できっちりした人だ。仕事をしていたときも無闇やたらな夜遊びはせず、仕事が終わったらそのまま家に直帰し、私たち子どもと遊んだり、面倒を見たり、話を聞いてくれることが多かった。家族を第一に優先してくれる模範的な父親だったし、幼少期の思い出にはいつも父が寄り添ってくれていた。

　そういった家庭中心の父だったからこそなのかもしれないが、仕事を辞めてからは、仕事やプライベートの友人関係もめっきり減ってしまい、家で読書をし、縁側で庭を見ながら物思いに耽ることも多くなっていた。

　それにもかかわらず私は、小さい頃父にいつも寄り添ってもらった恩を仇で返すように、少しずつ物事の理解が悪くなり、コミュニケーションがとりづらくなっていく父を、半ば投げ出してしまったのだ。

　耳が聞こえづらいなら補聴器をプレゼントしてあげればよかった。たまには外に連れ出したり、旅行に連れて行ってあげればよかった。

　まさに後悔先に立たず、である。

　この先いつまで父が私のことを自分の子どもだと認識してくれるのかわからないが、またわからなくなったとしても、その分今の認知症の父にも感謝の気持ちが伝わるように、残りの時間を過ごしていきたいと思う。

認知症
耳の聞こえ辛さ（難聴）、コミュニケーションの不足（社会的孤立）が認知症のリスクを上げるとされる。耳の遠い人には補聴器が、一人の時間が多い人にはコミュニティが必要だ。運動も脳への刺激となる。

参照

・認知症：　⇒　P. 51　　・睡眠：　⇒　P. 226
・孤独：　⇒　P. 181

体に力が入らない世界
（脳梗塞）

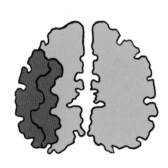
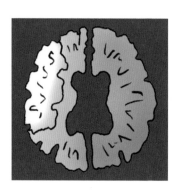

　現在昼の12時前、私は病院のリハビリ室で懸命に汗を
流している。

　私は1か月前に脳梗塞になった。最初はなんとなく腕が
上がりにくい症状があったのだが、30分くらいでよくなっ
たのであまり気にせず、普通に日常生活を営んでいた。あ
とで医者に聞いた話では、これが脳梗塞の"前兆"だった
のだそうだ。

　今思えば明らかに力が入らず、初めての体験だったのだ
が、よくなってしまったので、大丈夫だろうとタカをく
くってしまった。

　その3日後、今度は洗い物をしているとき、右腕と右脚

に完全に力が入らなくなった。洗い物のお皿は割れて指は切れて出血するし、力は入らないしでパニックになりながらも、なんとか左腕で救急車を呼んだ。さすがの私ももはやのっぴきならない状況であることは理解できた。

脳梗塞かも？

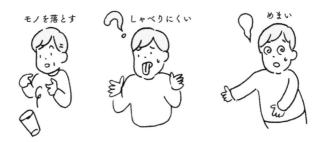

　病院に到着すると、やれ点滴がつながれ、心電図からベッドごと４人かかりで運ばれ、頭のCTの撮影、頭のMRIの撮影と非常に緊迫した状況で、ベッドに横たわり病院の天井の景色を眺めながら私はどうなることかと非常に狼狽していた。

　頭のMRIを撮影した結果は脳梗塞。ただ、あとで聞いた話では、症状が出てから治療を始めるまでの時間によってできる治療内容が変わってくるようで（139ページ）、すぐ救急車を呼んだ私の場合は非常に幸運だった。

　それでも麻痺は残ってしまった。脳梗塞になる前のように腕を動かそうとしても以前のようにはいかず、体が言う

ことをまるで聞いてくれない。今も懸命にリハビリをして、できるだけ元の状態に戻れるよう日々努力をしている。とにかく早く病院に行く判断をできたのは不幸中の幸いだ。

　まだまだ50代。私の右腕と右脚にはバリバリ働いてもらわないと困るので、引き続きハッパをかけていこうと思う。

脳梗塞
脳梗塞の治療は「スピード」が命。ろれつが回らない、
手足が動かしにくい、感覚がなくなった、といった症状があれば
すぐに救急車を呼ぶこと。
脳梗塞には「前兆」がある場合も。症状が30分くらいでおさまって
元に戻っても、明らかに異変があったなら放置しないこと。

参照

・高血圧： ⇒ P.129　・脳ドック： ⇒ P.136
・脳梗塞： ⇒ P.139　・運動： ⇒ P.163、210

膀胱を失った世界
（膀胱がん）

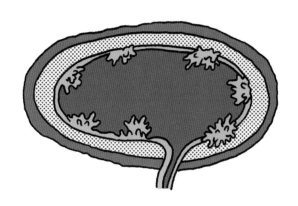

　私は、膀胱として自分の「腸」を用いて生活している。

　３年前膀胱がんになり、ある程度進行していたため膀胱を丸ごと摘出することを余儀なくされた。その際医師から突き付けられた選択が「"排尿パック"という体の外に尿を溜める袋をつける」か、「腸を代用して膀胱にする」かというものであり、私は後者を選んだ。理由は後者のほうが手術時間は長く難しいものにはなるのだが、やはり見た目が変わらず、自分の尿道を使って尿を体の外に出せる機能を残すことができるのは魅力だった。

　膀胱をすべて摘出したあとで、自分の小腸から、腸を70cmほど拝借して、体内に尿を溜める袋として代用して

いる。

　最初は腸を膀胱にするなんて突拍子のない発想に驚き、本当に普通に日常生活が送れるのか激しい不安に襲われたが、意外となんとかなるものだ。

　ただ当然、以前のようにいかないことも多い。たとえば、腸は膀胱のように自分の意志で袋を伸び縮みさせて、排尿をコントロールできないので、トイレでは下っ腹にグッと力を入れて抑え、尿を力ずくで体の外に押し出す。

　また、膀胱がないと尿意がまったくこないのだ。そのため１日のなかで、「この時間はトイレに行く」と決めて、その時間になったら規則正しくトイレに行き、尿を絞り出さなければならない。

　この生活を３年程度続けて、今年65歳になった。

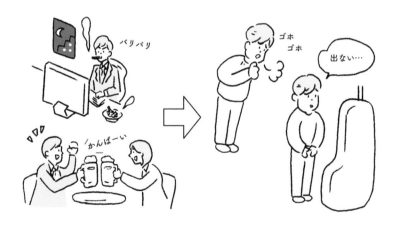

⟩ 私はヘビースモーカーだった

膀胱がんに気づいたきっかけは、健康診断だ。

私はもともと１日２箱吸うような重度のヘビースモーカーだった。とある年の健康診断で"尿潜血"（尿に血が混じった状態）というものに引っかかり、泌尿器科を受診したところ、がんが見つかったのである。

泌尿器科医に教えてもらったが、たばこ吸いは膀胱がんになりやすいらしい。肺がんしか関係がないと思っていたが、たばこの煙の有害物質は肺以外にも全身をかけ巡り、濃縮した状態で尿の中に含まれるため、膀胱がんのリスクを上げるそうだ。

そういえば、膀胱がんで逝った松田優作氏もかなりのヘビースモーカーだったな。

まあ現状はなんとかなっているが、昔からの悪友で肺がんで逝ってしまったヤツもいるし、当たり前だが、たばこが体に悪いのは年を食ってからわかるんだな。

いまさら禁煙してもしょうがないから、私は今でも１日マルボロ１箱をすっからかんにしてしまうけどね。

膀胱がん
膀胱がんは早く発見できれば予後は悪くない。
症状は血尿や頻尿など。たばこは肺がん以外にも
多種多様ながんのリスクを上げる。
喫煙者は尿検査の潜血の項目を確認しよう。

参照

・腫瘍マーカー：　⇒　P. 149

声を失った世界
（咽頭がん　人工発声）

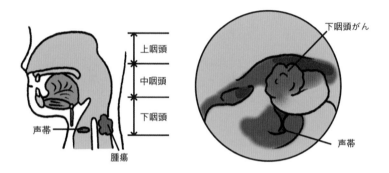

上咽頭
中咽頭
下咽頭
声帯
腫瘍
下咽頭がん
声帯

　私は、声帯を使って声を出すことができない。

　咽頭がんで手術をしたのだ。

　がんに気づく直前は、声のかすれとかのどの違和感が少しあったくらいで、風邪かな、くらいにしか思っていなかった。

　家族に薦められて近くの耳鼻科に行ったところ、診察で、症状を聞いた医師が丁寧に私の顎の下から首筋、鎖骨にかけて触れた。

　その瞬間、右の首筋を触れたとき痛みが走った。

　医師が首の部分を入念に触診し、精密検査が必要だ、ということで私は大学病院へと紹介され、あれよあれよという間に咽頭がんの診断になった。

聞くところによると酒・たばこのやりすぎがリスクになるようで、なるほど私は酒もたばこも大好きで、職場の周りの喫煙可能な飲み屋はすべて知っていた。

咽頭がんにもいろいろあるようだが、私のは下のほうの咽頭であったため、声帯の部分の切除も余儀なくされたのだ。

手術は無事成功した。小腸の一部をとってきて、呼吸するための気管のアナを首に作った。

しかし手術を終えて、麻酔から目が覚めて、いざ家族や医者に礼を言おうと思っても、声が出ない。

事前に説明を受けて覚悟していたことではあったが、実際になってみるとそれは絶望的なことであった。

術後、私はリハビリを始めた。

私が試したのは「食道発声」という方法だ。

失ってしまった声帯の代わりに、食道の部分を振動させて声を出す方法である。げっぷの原理を利用している。

なんとかして元の生活に戻りたい一心で、週3回、訓練教室に通った。

今となっては日常生活は問題なく行えるレベルになったし、訓練教室で共通の悩みを持つ仲間にも出会えたが、当時は本当に自分が声が出るようになるのか、このまま一生筆談で過ごさなければいけないのではないかと不安でいっぱいだった。

飲み会などで人と話すのが生きがいであった私にとっ

て、声のない人生は考えられないもので、手術前も声を失う恐怖で直前まで逃げ出そうか迷っていた。

　食道を使って声を出すなんて、昔の医者はとんでもないことを考えたものだ。
　人生には色々な困難があるが、立ち向かえばなんとか乗り越えられるし、乗り越えられなかった部分は受け入れてしまえばいい。
　少なくとも私は昔のようにはいかないが、今声を使って家族と話ができることにありったけの感謝をしたいと思う。

咽頭がん
咽頭にできるがん。場所によって上咽頭がん、中咽頭がん、下咽頭がんに分けられる。発症要因は過度の飲酒、喫煙。上咽頭がんは EB ウイルスの感染、中咽頭がんについてはパピローマウイルス（HPV）の感染の関与とされる。その他に本来お酒に弱い「フラッシャー」が習慣飲酒者になると食道や咽頭がんのリスクが上がる。

参照
・HPV ワクチン：　⇒　P. 112

人は自分の体について驚くほど何も知らない。日常的に身近な行為、たとえば痛風が起きたときや、抗生物質を飲んだりしたとき、体の中で何が起きているかを知らない。また体内の臓器に異常が起こったとき、排泄物や皮膚から発せられる危険信号を知らない。

気になることをかかりつけの医師に質問しても、よくわからない専門用語を並べられて煙に巻かれてしまうこともある。こうしたサインが体に出ていても知らないからこそ、危機感が持てず普通に日常生活を送ってしまう。

第2章では人間がどのようにして病気になるのか？体内の五臓六腑の構造やしくみと合わせて各病気の予防方法も余すことなく解説していく。みなさんが人体の不思議に驚き、体内についての理解を深めることで日々の行動変容につなげてくれたら嬉しい。

第 **2** 章

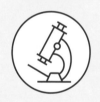

病気になるしくみ
人間の体の中で
起きていること

貧血になると
氷が欲しくなる？

　病気の兆候は、発熱や痛み、苦しさだけではない。とき
に思いもよらない、とても意外な形で現れることがある。
それらのひとつに、ある病気の症状として、あるものを異
様に食べたくなることがある。

　それは「氷」だ。

　氷を無性に食べたくなる症状、と書いてそのまま"氷食
症"と呼ぶ。「氷を食べたくなったから病気ではないか？」
と前提知識なしに疑える人はなかなか勘が鋭い。

　ちなみに、氷を食べたくなると
いっても、夏の暑い時期にかき氷
を食べたくなることをいっている
のではない。氷食症になると、夏
どころか、冬の寒い時期でも冷蔵
庫で凍らせた氷をボリボリ食べた
くなってしまう。

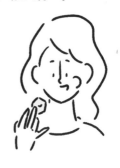

　しかし、これは一体何の病気の兆候なのだろうか？

　それは"貧血"だ。

　貧血自体が病気というよりは、たとえばがんや、女性で
あれば子宮の腫瘍などで慢性的な鉄分不足による"鉄欠乏
性貧血"という状態になることで、氷食症が引き起こされ

る場合は多い。なお普通に生理の量が多いだけでも貧血に
なるため、女性にきわめて多い症状である。

　氷が食べたくなる現象と病気がまったく結びつかず、も
はや習慣になってしまっている人もいる。

確認方法

　自分が貧血かどうかを知る方法はひとつ。血液検査の
"Hb"（ヘモグロビン）の数値を確認することだ。
世界保健機関（WHO）の定義では、Hb の値が
　・男性：13
　・女性：12
　・妊婦や高齢者：11
上の数値を下回ると貧血に該当するとされている。
少なくともすべての人において、Hb が1桁であれば
放置してはいけない。

⊙ 貧血はめずらしいものではない

　メカニズムについては正確にわかっているわけではない
が、貧血により口腔内に炎症が起こり、その炎症を和らげ
ようとするため、という説がある。

　一般の人がよく勘違いするのが、"校長先生の校庭での
長話で倒れること"などを貧血と呼びがちなのだが、正確
には、アレは神経の調節機能が崩れてしまうことが原因
で、貧血云々はまったく関係ない。

　貧血、特に女性の貧血は、産業医として社員の健康診断

の結果を眺めていてもまったくめずらしいものではない。
身近に氷を異様に好む習慣のある人がいないか、あるいは
あなた自身がそうなっていないか注意してみてほしい。

貧血かも？

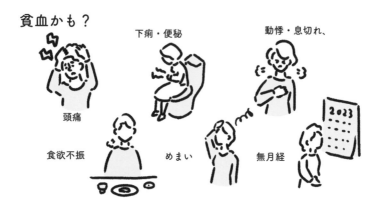

予防方法

・軽い貧血の人は、ヘム鉄が多く含まれる食品（レ
　バー、牛もも肉、かつお、マグロなどの赤身魚）や、
　鉄のサプリメントを定期的に摂取するとよい
　（ヴィーガンの人は117ページ参照）。

・ただしおおもとの原因があるのなら、その治療が必
　要。少なくとも健康診断でHbが1桁であれば、放
　置厳禁！

脂肪肝を放置すると
どうなる？

　肝臓はかなり多種多様な仕事をしている。アルコールを
はじめとした体に不要な「毒素」の解毒や胆汁を生成する
「工場」としての役割など。酒を大量に摂取したり、脂っ
こい食べ物を頻繁に摂取した際、人知れず肝臓は沈黙して
仕事をしている。

　そしてなんといっても「エネルギーの工場」としての役
割も担っている。肝臓に貯められるエネルギーは大きく2
種類にわけられる。

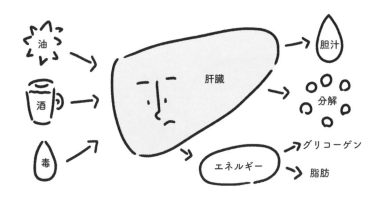

　ひとつは"グリコーゲン"だ。

　グリコーゲンは寝ているときや激しい運動でエネルギー
がたりないときなど、比較的すぐ使うためにストックして
おくためのエネルギーである。

そして、もうひとつがご存じ"中性脂肪"。

中性脂肪はグリコーゲンとは違い、もし今後食事がとれなくなったときや、飢えの状態になってしまったときに使うため、長い目でみて安全策として溜めておくよう人間の遺伝子にプログラムされたものなのだ。

現代では、ほとんどの場合飢餓になることがないので不要といえば不要なのかもしれない。が、何が起こるかわからないし、そもそも人間の遺伝子でそのようにプログラムされているのでどうしようもない。

グリコーゲンは長く溜めておくものではないので、貯蔵庫のスペースはそこまで広くはない。余った分はどんどん中性脂肪として肝臓に溜められていく。

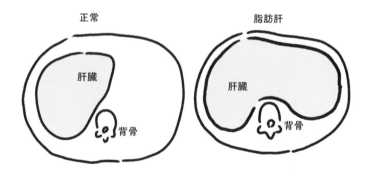

そしてこの中性脂肪がコツコツコツコツ蓄積し、肝臓の細胞の30%以上溜まり、いわばフォアグラ状態になってしまった状態。この状態になれば"脂肪肝"の完成だ。

⟩ 症状が出るまで時間がかかる

　肝臓に脂肪が溜まること。一見するとこれは地震などの災害に備えて非常食や飲み物を備えておくようなもので、よい側面だけ見れば人間の体のなかでも不測の事態に備えたまっとうな機能に思える。

　しかし災害時の非常食と違って、脂肪肝には大きなデメリットが存在する。それは放置しておくとボヤのような"炎症"が引き起こされることだ。この炎症を医学用語で"脂肪肝炎"と呼ぶ。

　残念ながら、炎症が起きても特に知覚できる症状は起きない。そして炎症が肝臓の上で何度も引き起こされると、先述したマルチタスクをこなす有能な肝臓の細胞が死滅し、最終的に何度もかきむしったあとに硬化した皮膚のような状態になり、肝細胞としての機能を失う。

　これを肝臓の「線維化」と呼ぶ。

アルコール性肝硬変の分類

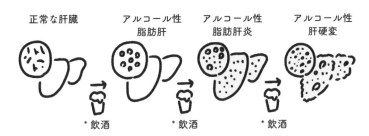

| 正常な肝臓 | アルコール性
脂肪肝 | アルコール性
脂肪肝炎 | アルコール性
肝硬変 |

*飲酒　　　*飲酒　　　*飲酒

ここまできてもまだ知覚できる症状は起きず、このまま肝硬変や肝臓がんの状態に移行し、おなかに水が溜まったり、または吐血をしたりしてはじめて異変を感じるものなのだ。

　おなかの超音波の検査で指摘された脂肪肝、酒の飲み過ぎとして一笑してきた肝臓の数値の上昇。軽く考えがちだが、これらは言葉の響き以上に重みを持って受け取ったほうがよいだろう。

予防方法

- 自分の体重の10%の減量により、ほぼすべての脂肪肝が改善し線維化が改善したという論文 (Manuel Romero-Gómez ,et al.Treatment of NAFLD with diet, physical activity and exercise.J Hepatol. 2017 Oct;67(4):829-846.) がある。「10%ダイエット」を目指そう。
- BMIが25以上の人、肝臓の酵素（AST、ALT）が基準値を超えている人は脂肪肝の疑いあり。お腹の超音波検査で確認しておこう。

10人に1人は
胆石持ち！

　人間の体のなかではさまざまな場所に「石」が誕生し、悪さをすることがある。そのなかでも割と一般的に知られている石が「胆石」だ。

　現在では日本人の10人に1人が胆石持ちという話もあるくらい、大変なじみ深いものである。

　胆石のできるしくみはシンプルで、"胆汁"が凝集する、ただこれだけのことだ。

　胆汁とは脂肪を分解するために肝臓で作られる紅茶色の液体のことだ。肝臓で生成されたあと、肝臓の下にぶら下がっている"胆のう"という小さな袋のなかに貯蔵される。

　そして人が食事を摂った際、胆汁は胆のうから胆管という管を通過し、十二指腸という胃からの食べ物の通り道に排出され、食べ物のなかの脂肪を分解する手助けをしているのだ。

　胆汁は胆のうのなかでスタンバイしていることが多いので、胆のう内で石化することが多い。胆石の約78%が胆のうでできるとされている。

　そして、胆石は胆のう内でじっとしているぶんには、特に人間に害をおよぼさない。問題は、ふとした拍子に胆のう内から転げ落ちて、「胆管」と呼ばれる、肝臓と十二指腸の間の通路に詰まった場合だ。

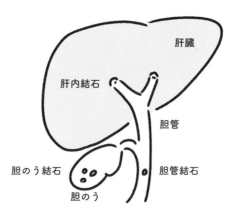

肝臓

肝内結石

胆管

胆のう結石

胆管結石

胆のう

　この場合は激烈な腹の痛みとともに、発熱をしたり、腹の内部で重篤な感染症が引き起こされる場合がある。胆石によって通路を塞がれることで、感染症は急激に進行し、命を落とすこともある非常に恐ろしい状態だ。

　胆石が詰まった場合の特徴的な所見がある。医師が仰向けで腹痛に喘ぐ患者の右の肋骨の下にスッと医師の手のひらを潜り込ませ、深呼吸を指示する。胆のうに炎症が起きていると、患者は深呼吸の際に激痛が走り叫ぶのだ。
　これを「マーフィー徴候」と呼ぶ。

⊘ 胆石になりやすい食事

　また、天ぷらやトンカツなどの脂分の多い食事をとったあとも、胆汁が多量に分泌されるため、胆石が転がり落ちやすい。救急車で腹痛により搬送された患者に最後に食べた食事を聞くことは、この内容を確認する側面もある。

何はともあれ、できるだけこんな痛い思いは避けたいところだ。

我々ができるだけ体内に胆石を生成しないためにできることは明確だ。この胆石のリスクファクターは"4F"と呼ばれている。"F"は

Fatty（肥満）

Forty（40代）

Female（女性）

Fertile（多産婦）

の頭文字をとったものだ。

後半の3Fに対しては対策のしようがないので、我々が胆石予防をうながすには"Fatty＝肥満"の対策をすることになる。

予防方法

胆石も脂肪肝と同じように、肥満対策が第一。

・流行りの「ファスティング（プチ断食）」など、夜14時間以上ご飯を食べないのは胆石のリスク。やりすぎは厳禁。[1]

・魚油やナッツにリスクを低下させるという報告もある。[2] 地中海食を食生活に取り入れるのもよいだろう。[3]

⊙ コレステロールの排泄もうながす

胆汁の役割は脂肪を分解することだと先述したが、もう

ひとつの役割が"コレステロールの排泄"だ。

　肝臓で処理されたコレステロールは胆汁のなかに放り込まれ、そのまま十二指腸に投げ出されたあとは、食事とともに便となり体外へ排出される。

　そして特に肥満の方の場合は内臓脂肪＝肝臓に脂肪が溜まった脂肪肝の状態になりやすいので、まあ結局ダイエットしましょう、という話になる（ダイエットに関しては後述する）。

「脂肪肝」といわれるとあまり言葉にインパクトがないのだが、じつは体内では将来の病気を引き起こすためのあらゆる準備を"脂肪"が担っていることは、もう一度意識しておいたほうがよいだろう。

なぜ尿管結石は
できるのか

　なぜ尿管結石はできるのか？

「医者から見て、この世でもっとも痛い病気はなんだと思いますか？」

　このように聞かれることがある。「医者から見て」といわれても、医者は病気の"治療の専門家"ではあるが、"病気の経験"においては素人なことが多い（夜勤も多く、喫煙者も別に少ないわけではない職業なので、生活習慣病を複数抱えている不養生タイプの医者も珍しくはないが……）。

　医者だからといってさまざまな病気を経験しているわけではないので、少し答えを出すのに時間がかかるのだが、みなさんの痛がり方を見ていると"痛い病気"の二大巨頭

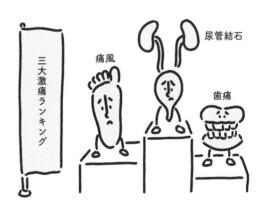

三大激痛ランキング

痛風

尿管結石

歯痛

は尿管結石と痛風ではないだろうかと思う。

　特に尿管結石は、未治療であれば再発率が50％という
データも存在する怖い病気だ。[4]

◯ 夜中の救急外来にて

　夜の患者さんもいち段落した夜中の救急外来で、ポツリ
と救急隊からの電話が入る。

「44歳男性、腰背部痛です、受け入れ可能でしょうか？」

　救急車の受け入れを許可して10分後、背中を「く」の
字に丸めて、大量の冷汗をかきながら救急車から１人の中
年男性が運ばれてきた。

　これは……と思い背中に超音波の機械を当て、腎臓の様
子を確認すると、腎臓の中に水が溜まってふくれている。
この状態を“水腎症”と呼ぶ。尿管結石のときに起きる現
象だ。腎臓の下の管に結石がつまっているので、水の流れ
がせきとめられて腎臓の内部に溜まっているのだ。

　会話もままならない患者のため、看護師にお尻の穴から
鎮痛剤の挿入を指示した。

　こんな光景は救急外来では日常茶飯事である。尿管結石
では大の大人がベッドの上でのたうち回り、会話もままな
らない状態になることがある。

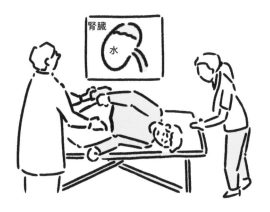

⊘ なぜ尿管結石ができるのか

　基本的な治療法は、ひたすら水を飲むことだ。腎臓の下
の尿管という管に詰まった石を水分で押し込み、膀胱に落
ちるのをじっと待つしかない。

「なぜこんな石に自分ばかり苦しめられなければいけない
のか？」

　尿管結石の経験者たちは恨み節を語る。「なぜ尿管結石
ができるのか」と問われれば、中学の化学の授業の話から
しなければならない。

$$H^+ \quad + \quad Cl^- \quad \rightarrow \quad HCL$$

水素イオン　　　　塩化物イオン　　　　　塩化水素

　あなたはこういう式を覚えているだろうか。陽イオンと
陰イオンが結合して、中和反応が起こる式だ。

　この現象が人間の体のなかでも起きている。尿管結石は

腎臓でカルシウムとリン酸やシュウ酸が結合して、固体化してできたものだ（式は割愛する）。

シュウ酸はホウレンソウなどに多く含まれる。水に溶けるので、ホウレンソウはしっかり茹でてシュウ酸を逃がしてから食べるのがよい。

そしてこの話をするとお相手のカルシウムも控えたほうがよいかと思われがちだが、じつは逆だ。カルシウムは一定量摂取したほうがよい。

最初は意味がわからないと思うが、理屈としてはこうだ。

カルシウムもシュウ酸も、腸で吸収されて腎臓に運ばれる。そして、カルシウムをしっかり摂取しておけば、先に腸でシュウ酸と化学反応を起こしてくれる。そうなると、腸で吸収されずそのまま便となって排出されるのだ。

現に9万人のデータを対象にしたアメリカの研究でも、食事からカルシウムを多く摂取していた人のほうが、結石ができにくかったという報告もある。[5]

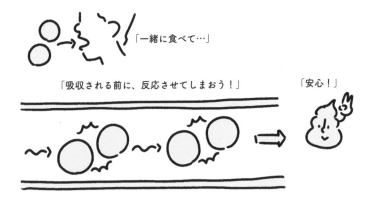

「一緒に食べて…」

「吸収される前に、反応させてしまおう！」　　　「安心！」

予防方法

・カルシウムを多く摂ること。1日600-800mgのカルシウム摂取が推奨されている。
・クエン酸は尿の中でカルシウムと結合して、結石ができるのを防いでくれる。梅干し、レモン、カシスなどのクエン酸が入った食べ物も効果的な場合がある。
・尿酸値が高い人はしっかり下げる取り組みを。

大体1日600～800mgのカルシウム摂取が推奨されているが、これがなかなか意識していないと難しい。日本人のカルシウムの平均摂取量は505mgとかなり少ない。[6] 骨粗しょう症などへの影響も含め、「カルシウム摂取」はさまざまな観点から優先順位的にはかなり意識を強めるべきなのだ。

また先ほどの救急車の例のように、尿管結石は夜中に多い。寝ているときは体内の水分が起きているときより不足して、少し脱水気味だからだ。

予防方法

当然ながら水分摂取になる。1日2リットルの水分摂取をおこなった場合、5年間の再発率が15%低下したというデータも存在する。[7]
繰り返す尿管結石に苦しめられている人は、ひたすら体内に水を投入することが大事。

認知症は死に つながる病気

予防医学における"最後の砦"ともいえる認知症。

五体満足で肉体が健康でも、司令塔である脳の機能が低下しては若々しい肉体も活用できなくなってしまう。肉体の自由を奪われ寝たきりになることが認知症のリスクになるため、動ける体を維持することがそもそも認知症予防につながるのは間違いないが、とはいえそれだけではない。

意外に知られていないが、認知症は死につながる病気だ。認知症自体が命を奪うというよりも、食事が摂取できなくなったり、"むせ"により異物が気道のほうに進入してしまうことで起こる肺炎、通称"誤嚥性肺炎"になりやすくなったり、ひとつひとつの原因が掛け合わさってゆるやかに死に向かっていく。

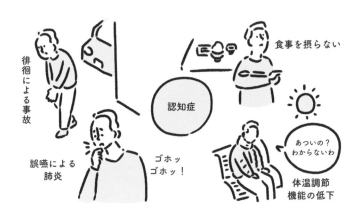

◎ 認知症　12の原因

　発症からの生存期間は、7〜10年といわれている。2020年に、世界的に著名な医学誌「ランセット」に、認知症には12種の原因があり、その対策を打つことで最大40％認知症を予防できる、という論文が発表された。[8]

　その12種類の原因とは、

　　1　教育

　　2　難聴

　　3　高血圧

　　4　肥満

　　5　喫煙

　　6　うつ病

　　7　社会的孤立

　　8　運動不足

　　9　糖尿病

　　10　過度の飲酒

　　11　頭部外傷

　　12　大気汚染

である。

◎ 脳を守るためには血管を守る

　大部分を占める対策は"動脈硬化予防"である。喫煙や肥満、過度な飲酒や高血圧は動脈硬化を促進させる。運動不足もしかりだ。血管は全身に過不足なく血液を行き届か

せるための存在で、当然脳にも血管が張り巡らされている。つまり脳を守ることは血管を守ることと、ある側面から見ると同義なのである。

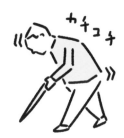

⊙ 聴力を維持する

血管と同様に、"五感"を守ることも重要である。

12の原因の1つに"難聴"がある。年をとって耳が遠くなるのはある意味で老化現象である。特徴的な予防策はない。騒音環境はリスクになるので、一部のバンド好きや騒音作業に従事する工場員などは注意すべきだろう。

ただどちらかと言えば、耳が悪くなったあとの"対応"のほうが重要だ。高齢になると「耳が悪くなるのはしょうがない」と老化現象の一貫として放置されがちなのだが、補聴器は適切なタイミングでつけたほうがよい。難聴は音の刺激から人を遠ざけてしまうし、人とのコミュニケーションも希薄になってしまう。

12の原因の1つに"社会的孤立"が存在するように、そもそも対人コミュニケーションは認知症予防に非常に大切な要素だ。補聴器をつけることで「聴覚」からの刺激が強まり、聞こえがよくなることで家族や友人とのコミュニケーションが円滑になる。

⊘ 体への刺激、脳への刺激

そしてウォーキングをして外の景色の変化を感じる。足の筋肉を刺激し活性化させる。

12の原因を因数分解してみると、"いかに体と脳を刺激するか"ということが認知症予防にとって重要であるか、再確認できるだろう。少し論理が飛躍するかもしれないが、何歳になってもチャレンジ精神を持って、前向きに生きていくことが一番の認知症予防なのかもしれない。

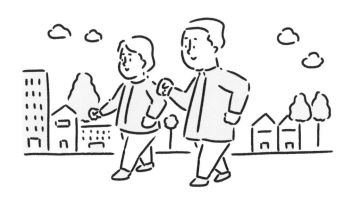

予防方法

・禁煙する。　・過度な飲酒を避ける。

・バランスの良い食事、運動をする。

→生活習慣病対策が認知症予防にも役立つ

・難聴になったら補聴器をつける。

→老化のせいにせず、一度「耳鼻咽喉科」で相談を

・社会的孤立を避ける

→適度なコミュニケーション（184ページ）

更年期や閉経を迎えたら

“閉経”は女性の人生折り返し地点といっても過言ではない。

2019年の厚生労働省のデータでは、女性の平均寿命は87.45歳。閉経は50歳前後で起きることが多い。ただ、数字的な意味合い以上に人生の折り返し地点と呼ばれるゆえんが“体内の劇的な変化”だ。

閉経とは、女性が年を重ねるごとに徐々に卵巣の機能が低下していき、最終的に機能を失った状態のことを指す。「卵巣の役割」といわれると妊娠が頭に浮かぶ人が多いだろうが、妊娠期を終えてからも卵巣はじつは縁の下の力持ちとして女性の体を支えている。

卵巣の主要な役割が女性ホルモン・“エストロゲン”の分泌だ。じつはこのエストロゲンは非常にバリエーションに富んだマルチな働きを見せる。

図 女性ホルモン（エストロゲン）の変化

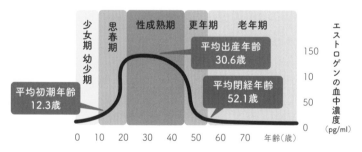

（出典）大塚製薬「ホルモンの変化とからだへの影響」（https://www.otsuka.co.jp/health-and-illness/living-well-with-menopause/about/physical-changes/）を元に作成。

⟩ エストロゲンの活躍

　まず、エストロゲンは丈夫な骨を維持する役割がある。骨を不動のもののように認識している人も多いだろうが、じつは骨という組織は絶え間なく新陳代謝を繰り返している。具体的な話をすると、骨には2種類の細胞が存在する。

　古く、もろくなった骨をとり壊す"破骨細胞"と、新しい骨を形成する"骨芽細胞"だ。この2種類の細胞が手を取り合い、骨をリフォームし続けることで我々の骨は成り立っている。

骨吸収
破骨細胞…古い骨を壊す／コラーゲンを壊す／カルシウムを溶かす

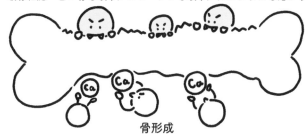

骨形成
骨芽細胞…新しい骨をつくる／コラーゲンを合成する／カルシウムを付着させる

　しかし、破骨細胞のほうは大きな欠点があり、制御されないととめどなく骨の破壊を繰り返してしまうのだ。

　そして、ここで登場するのが"エストロゲン"だ。

　エストロゲンは破骨細胞の"監視役"の役目を担っており、破骨細胞のバランスをセーブして、あんばいのよい具合にする仕事を女性の体ではおこなっている。

　ところが、閉経を迎え、エストロゲンの分泌が停止する

と、制御する管理者がいなくなるため、どうしても破骨細胞の活動に骨芽細胞の活動が追いつかなくなりがちになり、その結果だんだんと骨がもろくなる病気"骨粗しょう症"になりやすくなってしまう。

それだけではない。エストロゲンは悪名高い"LDL"コレステロール、通称"悪玉コレステロール"の新陳代謝を活性化させる役割も担っている。

そして当然、閉経前後ではその能力が落ちてしまうので、女性の場合中年を超えると「特に心当たりがないのに、健康診断のLDLの数値が上昇している」といった状態になりやすい。

＞ 更年期障がいもホルモンバランスから

最後に、何より女性自身が感じやすい変化が"更年期障がい"だろう。

じつは更年期障がいは、ホルモンの減少に対応できない"脳"の異常によって起こる。卵巣からのエストロゲンの分泌が低下すると、全体を管理する役割のある脳は、卵巣にホルモンを分泌する指令を出す。卵巣はホルモンを出したくても出せない状態なわけなのだが、鈍感な脳はそれでも指令を出し続ける。

そしてこの脳の不協和音の影響で自律神経が悲鳴を上げ、肩こり、ほてり、頭痛といった症状が起きる。

たとえば、"ホットフラッシュ"と呼ばれる更年期障がい特有のほてりやのぼせも、脳の中心部に存在する"視床下部"という体温をコントロールする中枢の自律神経の機能が狂ってしまうことが原因といわれている。

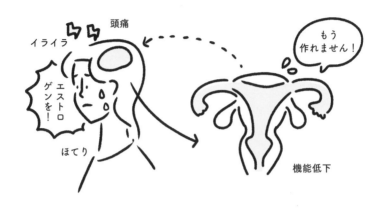

つまり閉経と一口にいっても、ホルモン、骨、コレステロール、脳と人間の体の繊細な構造にさまざまな狂いが生じているのだ。こういった特徴を理解して、女性は更年期や閉経を迎えたら自分の体との向き合い方を一度見つめ直してほしい。

予防方法　＊厳密には更年期や閉経自体ではなくそれにともなう脂質異常症や骨粗しょう症の対策となる。

・閉経によっておこる体の変化を理解する。

・悪玉コレステロールを上昇させない。

・骨粗しょう症検診をうける（女性は65歳、男性は70歳より推奨）。

・骨に刺激を与える。水泳や水中歩行よりジョギング、ダンス、ウォーキング、エアロビなど陸上の運動を。

「絶対に」食べないほうがよいもの

1999年、かつて『買ってはいけない』(金曜日)という本が1年で194万部を売り上げる大ベストセラーになった。

そのなかでは食品添加物や化学物質の害についても指摘されており、当時多くの人が影響を受け、今でも添加物を忌避する人は多い。

当時は医師の間でも"エビデンス主義"という考え方が浸透していたわけではなく、論文や統計に基づいて情報を吟味するという場面も多くはなかったし、テレビの昼番組で「たまねぎが健康によい！」と報じられれば、夕方にはスーパーのたまねぎが売り切れてしまうといった状況だった。

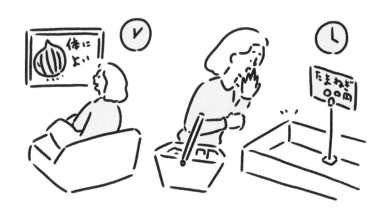

しっかり質の高い論文を元に情報を吟味するようになった現代では、"買ってはいけない"食べ物はほとんどない

し、どの食品にも利点と欠点があるので、必ずしも絶対食べるな、と言い切れるものは少ないとされる。

しかし、それでも"絶対に食べないほうがよい"ものが一部存在する。代表的なものが"トランス脂肪酸"だ。

⊘ トランス脂肪酸とは？

脂肪酸というのは脂質の構成成分となるものだが、種類によって人間の体におよぼす影響は180度変わってくる。

たとえばDHA、EPAなどの"魚油"と呼ばれる脂肪酸は、非常に健康効果の高い"最高の油"だ。

しかし、トランス脂肪酸に関しては逆に"最低の油"と言い切ってしまってよいだろう。トランス脂肪酸が人間に与える悪影響の主たるものが"生活習慣病の悪化"だ。

たとえば、トランス脂肪酸を摂取することで通称"悪玉コレステロール"と呼ばれるLDLが増加し、善玉と呼ばれるHDLが減少した、という結果になったという論文がある[10]。LDLの増加も、HDLの減少もどちらもを進行させることで、心筋梗塞や脳梗塞のリスクを上昇させる。

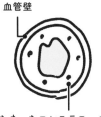

血管壁

たまったコレステロール

また、そもそも1日に摂取するエネルギーのうち2％をトランス脂肪酸で摂取することで、心筋梗塞などの心臓病に罹患するリスクが16％も上昇したというデータも存在

するし、他にも糖尿病になりやすくなった、認知症になりやすくなったなどさまざまな有害性が指摘されている[12]。

トランス脂肪酸はマーガリンやクッキーやドーナツを作るときの材料になるショートニングや、ファーストフード、といった食べ物に含まれていることが多い。

トランス脂肪酸を多く含む食品

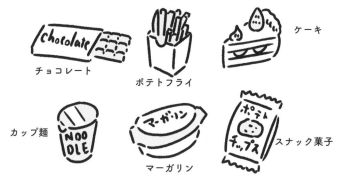

チョコレート

ポテトフライ

ケーキ

カップ麺

マーガリン

スナック菓子

マーガリンは高価なバターにとって代わる食品として最初は「人造バター」という名称で販売され、1952年からマーガリンと呼ばれるようになった。

動物油ではなく植物油から作られるので、「バターより健康によさそう」というイメージで急速に普及していったのだが、結果的には当初からマーガリンに含まれていたトランス脂肪酸には健康とは真逆の効果が示されてしまった。

こういった悪評を受けて、マーガリン業界ではトランス脂肪酸の削減に尽力している企業もある。たとえばミヨシ

油脂では、含まれるトランス脂肪酸の量を約10分の１にする、といった企業努力をおこなっている。

このように一部の企業では削減の努力をしている。ところが実は消費者の立場からすると、日本の制度によるいかんともしがたい問題が存在するのだ。

⊙ 日本と世界との違い

前述の通り、トランス脂肪酸はさまざまな観点で体に悪いということは決着がついている。

そして世界保健機関（WHO）は「2023年までに、食品に含まれるトランス脂肪酸は一切の根絶をするべきだ」という呼びかけを提唱した。

ここまで強い呼びかけを WHO がおこなうのは異例のことだ。現在その方針にしたがってアメリカ、カナダ、台湾、タイなどの国ではトランス脂肪酸の使用を禁止したり、それができなくてもシンガポールや韓国では食品のト

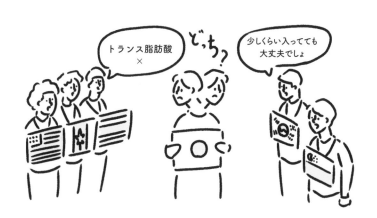

ランス脂肪酸の含有量の表示を義務づけている。

　一方日本ではどうだろうか？

　残念ながら日本ではトランス脂肪酸に関しては禁止どころか、明確なトランス脂肪酸の含有量の表示すら義務付けられていないのだ。

　これではいくら企業が努力をしても、消費者の目からはその違いを明瞭に判別することができない。

　厚生労働省の言い分としては、「１日の摂取エネルギーのなかで１％以上摂取すると健康上の影響が出現するといわれているトランス脂肪酸だが、日本人の平均摂取量は0.3％程度なので、健康上の問題はない」というものである。

＞ 自分で調整するしかない

　たしかに、量の影響は非常に大きいので、トランス脂肪酸の摂取が少なければそこまで健康リスクは高くないだろうという部分には同意する。

　しかし、全体ではなく個人の選択で考えたとき、人によってはお菓子やマーガリン等が好きで、知らず知らずのうちにトランス脂肪酸を健康上の影響が出るまで摂取してしまう人もいるはずだ。

　かといって含有量に注意を払おうとしても、先述したように食品表示の部分で確認することができない状況なので、かなり我々消費者にとって不親切な状態といってよい

だろう。

　個人的には日本でもトランス脂肪酸の禁止、あるいはせめて含有量の表示だけでもなされることが望ましいと感じている。
　現時点では「できるだけマーガリン等のトランス脂肪酸が含まれている食べ物は避けましょう」というしかないが、それでは企業努力をしているマーガリン業界に申しわけないとも思う。

予防方法

・"絶対に食べてはいけない"食べ物は多くはないが、トランス脂肪酸は要注意。
・生活習慣病予防のためにも、トランス脂肪酸の含まれた食品は極力避ける。
・食べる場合も、トランス脂肪酸削減の企業努力をしているメーカーの製品を選択する。

無呼吸で就寝中、酸素濃度は人工呼吸器が必要なレベル!?

　病気には、明確な症状を感じて自分で早期に気づけるものから、ある種のがんのように体内で静かに進行して症状が出るのを待っていては手遅れになるものまでさまざま。とても厄介だ。

　そして、人に言われてはじめて気づく類の病気の代表格が"睡眠時無呼吸症候群"であろう。

　この病気はいびきがうるさくなったり、寝ている間呼吸をしていない"無呼吸"になりやすくなってしまうものだが、じつは当の本人にはあまり悩みを与えない。いびきをかいても自分自身は熟睡していて、睡眠を妨げられるのは近くで寝ている人だし、無呼吸になっている間にしても意識はないので自覚はないためだ。

　日本には約300万人の睡眠時無呼吸症候群の患者がいると想定されるが、実際に治療を受けているのはその10分の1、30万人しかいないこともこれが理由だ。

　症状として昼間の眠気が出現することが多いが、本人は熟睡した気になっているので、頭に無呼吸の三文字は浮かばず（というかそもそも存在を知らないことも多いのだが）、「なぜ熟睡しているのに昼間眠くなるのか……」「年のせいか……？」と自己判断してしまう。

しかしこの睡眠時無呼吸が恐ろしい病気であることは意外に知られていない。

⊙ さまざまなリスクが上昇

　まず、昼間の眠気によって、無呼吸の人は交通事故を起こすリスクはおよそ７倍になるとされている。[13] そして高血圧をはじめとした生活習慣病にもなりやすくなる。[14]

　夜間無呼吸の状態が続くと、瞬間的に心臓から送られる

無呼吸症候群からのリスク

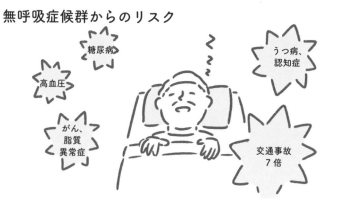

糖尿病

高血圧

がん、脂質異常症

うつ病、認知症

交通事故７倍

血液の量が減り、"交感神経"という体を活性化させる神経が警告音を鳴らし、夜間の血圧が上がりやすくなってしまう。

　ほかにも糖尿病[15]、脂質異常症[16]、がん、うつ病といった病気のリスクを上げるというデータもあり、心筋梗塞や脳梗塞にもつながりかねないさまざまな危険因子を抱える可能性を一度に上げてしまうのだ。

心あたりのある人は、できるだけ早く検査をしておいた
ほうがよい。
　いびきがうるさい、肥満（肥満の人は４倍ほど無呼吸の
リスクが高い）といった無呼吸の可能性がある人は、まず
睡眠時の状態をチェックするスクリーニング検査をおこな
う。そしてここで、もっとも無呼吸の恐ろしさを実感する
ことになる場合がある。

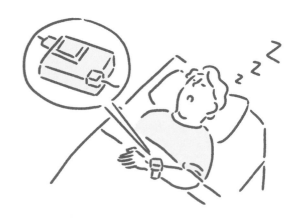

⊘ スクリーニング検査

　“酸素飽和度”と呼ばれる指標がある。100点満点で血液
のなかにどれだけ酸素が満ちたりているかを示す指標だ。
無呼吸の状態だと酸素を取り込めないので、必然的にこの
数値がどんどん下がっていく。
　ちなみに普通に生活している中ではこの数値はほぼ100
点に保たれていて、たとえば病院では90点を切ると酸素

マスクからの酸素投与を必要とすることが多い。

スクリーニング検査ではこの酸素飽和度を測定するのだが、いざ検査をしてみると、なんと睡眠中この酸素飽和度の数値が70点台まで低下しているケースも珍しくない。

この70点代というのは肺炎の非常に重症な状態のレベルで、現場では酸素の投与で改善しなければ人工呼吸器が必要なレベルの数値だ。

もちろん睡眠中はこの無呼吸の状態がずっと続くわけではないのだが、自分が知らないうちに寝ている間に重症の肺炎レベルまで酸素を取り込む状態が悪化していた、と考えると恐ろしいと思わないだろうか。

⊙ いびきのしくみ

ここでいびきが起こるしくみについて見ていこう。

いびきは鼻からのどまでの"上気道"と呼ばれる区間のどこかが狭くなることで起こる。狭い所を空気が通ると振動で音が生じるしくみだ。

まず鼻から探検していくと、鼻では鼻づまりや鼻炎、鼻のまんなかの骨が曲がっていること、などが原因となる。炎症で粘膜が垂れさがることで、鼻の中にキノコのようなものができる"鼻茸"（はなたけ）という現象もある。

次にのどだ。のどでは扁桃腺が大きい人や、「のどちんこ」と呼ばれる口蓋垂や舌の大きさによっていびきが生じる。

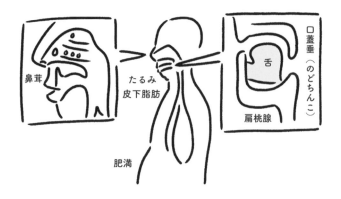

鼻茸　たるみ皮下脂肪　肥満　口蓋垂（のどちんこ）　舌　扁桃腺

　外側からも見てみよう。多いのが、首のまわりに皮下脂肪が沈着してしまい、気道を圧迫してしまう原因だ。肥満だと無呼吸になりやすいゆえんでもある。

　逆に肥満でなくても、下あごが小さい場合はいびきが起こりやすく、モデル体型のすらっとした女性でも意外にいびきに悩まされているケースもあるのだ。

　まずはこういったいびき、無呼吸の起こるしくみを理解すること。その上で可能性のある場合はスクリーニング検査を受けることが大切になってくる。

予防方法

肥満の方は減量することで改善する場合もある。
しかし家族にいびきがうるさい、呼吸が止まっていることがある、と言われた方はまず早めに「呼吸器内科」で相談を。日中の眠気も要注意。

抗生物質を飲み続けたらどうなるか

　薬の投与は人間の体内に多大な影響をおよぼすことがある。たとえば抗生物質だ。

　風邪の診療においては、患者サイドでは抗生物質を希望する人が非常に多い。この気持ちは、了解可能なものではある。「悪化している体調を一刻も早く治したい」、そして「いつも近くのクリニックで風邪のときは抗生物質が処方されていて、それで治りが早かった（気がする）」、「今回も抗生物質を飲んで早く治したい」

　こういった心情になるのは理解できる。たしかに、昔はこういった「風邪に抗生物質」といった治療がスタンダードだった時代があった。しかし、現代では、風邪の原因の8割程度は"ウイルス"であるとされており、風邪の治療

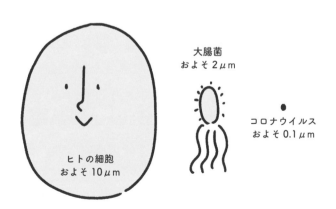

大腸菌
およそ2μm

コロナウイルス
およそ0.1μm

ヒトの細胞
およそ10μm

において抗生物質の出番は少ない。

　というのも、抗生物質は"細菌"を退治する薬であり（医師の間では「抗菌薬」と呼ぶことのほうが多い）、"細菌"と"ウイルス"はまったく違う生物だからだ。

　だが、それでも「1〜2割が細菌の場合もあるのだったら、いったん抗生物質を飲んでおけばよいではないか」このような意見もあるだろう。しかし、現代の（真っ当な）医者は、風邪に抗生物質を出すことを嫌がる。

　それはなぜか。

　理由は抗生物質を漫然と飲み続けると、体内に大きな変化をおよぼすだけでなく、生態系にまで多大なる不利益を与える可能性があるからだ。

　では抗生物質がこのまま漫然と処方され続けるとどうなるのか？　この話はぜひ知っておいていただきたいと思う。

⊙ 常在菌とは？

　まず、常在菌の問題がある。

　人間は細菌とある意味で"共存"している。皮膚の表面、口腔内、腸の中……人間の体のさまざまな所に細菌は住み着いている。これらを「常在菌」と呼ぶ（110ページで、胃がんの話で紹介するピロリ菌も、胃の中に住み着いている）。さらにいえば、住み着くだけでなく人間にとってよい作用をもたらしてくれる菌も存在する。

　代表的なものが"腸内細菌"だ。

　腸内細菌の代表格であるビフィズス菌や、乳酸菌は「善玉菌」とも呼ばれ、腸の調子を整えてくれる作用があるとされている。

　そこで抗生物質を漫然と内服したらどうなるだろうか?

　抗生物質は種類によってターゲットの幅は変化するものの、人間にとってよい菌と悪い菌の違いを判断できる能力はない。

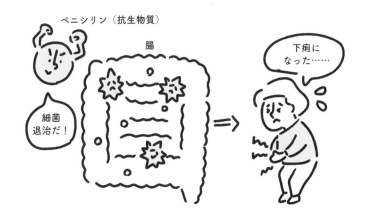

　そのため、抗生物質を飲み続けることで善玉菌が死滅し腸内細菌が乱れ、下痢の症状が引き起こされる場合もある。

　それだけではなく、平和な腸内環境が抗生物質によって乱され、別の細菌が腸内で暴れることで腸に炎症が起き、発熱したり、血便が出たりすることさえ起こりうる。この炎症を医学用語で"偽膜性腸炎"と呼ぶ。

　こういった弊害があるからこそ、抗生物質は本当に必要な病気だけ使用するべきなのだ。

⊙ 抗生物質の発見

　抗生物質の歴史はまだ100年ほどだ。

　誕生は、1920年代のイギリスに遡る。当時、英国で細菌の研究をしていたフレミング博士という1人の研究者がいた。彼は連日細菌の培養をおこなっていたのだが、ふととある培地を見ると、培地一面にアオカビが生えてしまっていた。

　そして更にカビの生えた培地をまじまじと観察すると、なぜかそのアオカビの周囲には細菌がまったく育っていない。

　この現象から「カビの成分と何らかの関係があるのでは？」という仮説を立てたフレミング博士が

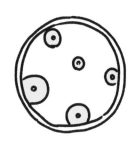

カビの成分を調べたところ、なんと青カビの作る"ペニシリン"という物質がブドウ球菌という細菌の成長を抑えることが発見された。この大発見はのちの世界初の抗生物質である"ペニシリン"誕生のきっかけになり、のちにペニシリンは多くの人の命を救うことになる。

　当時は戦闘中の傷からばい菌が体内に入り、非常に多くの兵士が感染症で命を落としていたのだが、このペニシリンの出現により状況は一変。たとえば、第二次世界大戦で連合国軍がドイツ軍に攻撃を仕掛けたノルマンディー上陸作戦では感染症による死者が激減した。

またペニシリンの発見以降、抗生物質の開発はどんどん進み、昔は不治の病と呼ばれていた結核も "ストレプトマイシン" と呼ばれる抗生物質により治る病気になり、現在では結核の罹患者数は激減している。

このように、抗生物質は人類にとって多くの尊い命を救った、偉大な発明品であることに疑いの余地はない。

しかし、抗生物質が一般的に完全に普及し、世の中に知れ渡った現代では、抗生物質のもうひとつの負の側面にも注視しなければならない状況になってしまった。

それが "耐性菌" の出現だ。

⟩ 耐性菌の出現

動物の世界と同じく、細菌の世界も弱肉強食であり、同様に生き延びるのに必死だ。そして細菌界では、約100年前に人類の手によって誕生した天敵とも呼べる抗生物質の出現によって、まさに生存の危機に晒されてしまった。

変化を求められた細菌たち。抗生物質の "空爆" から生き残った彼らのなかには、敵である抗生物質の性質をとらえ、攻撃を回避できるように "耐性" をつけ、姿形を変える者が出てくる。

これが "耐性菌" の正体である。

こういった耐性菌に対して、人類はさらに耐性菌を退治できる抗生物質を開発。一方の細菌はさらに変性をおこな

い、新たな抗生物質に対しての耐性を身につけていく……といったイタチごっこのような状況が続いている。

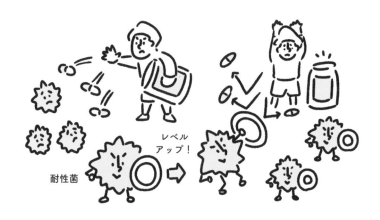

レベルアップ！

耐性菌

⊘ がんより怖い "悪魔の耐性菌"

しかし、もしあらゆる抗生物質が効かない耐性菌が出現し、その細菌が世界中で流行してしまったらどうなるだろうか？

似たような事例を我々は近々で経験している。そう、新型コロナウイルスの出現だ。新型コロナ出現時は確立された治療法も、ウイルスを退治する薬もなく、現場では手探りの治療が続いた。

耐性菌の問題については、当時の新型コロナウイルス出現時と同様、あるいはそれ以上の大惨事になる恐れがある。たとえば、病院ではさまざまな手を尽くしてもよくならない患者に奥の手として投与する「抗生物質の最終兵

器」とも呼ばれる"カルバペネム"という抗生物質が存在する。

しかし、この最終兵器である抗生物質に対しても耐性を持ち、なかなか効かない細菌が出現してきていると、アメリカ疾病予防センター（CDC）も警告を出している。つまりはいつ"悪魔の耐性菌"よって悲劇が引き起こされるかわからないのだ。

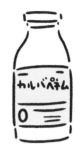

現状のペースで耐性菌が増え続けると、2050年にはおよそ1,000万人の死亡が想定されていて、この数値は現代のがんによる死亡者の数を超えるといわれている。

多くの人類の命を救った抗生物質。しかし現代ではその抗生物質の影響によって、今度は逆に細菌の逆襲を受けようとしている。

我々が"耐性菌パンデミック"を避けるためには、患者側が耐性菌に関する正しい理解を持ち、むやみに抗生物質を希望しないこと。そして、医師側もむやみに抗生物質を思考停止で処方しないことが重要だ。

「風邪に抗生物質」と決まり文句のような処方をしている旧態依然な医師も散見されるが、既にこれは完全に時代遅れであり、有害とも呼べる医療行為だ。

新型コロナウイルスの影響で感染症に対して関心を持つ人は増えたと思うので、耐性菌についての知識もぜひ覚え

ておいてもらいたい。

予防方法

・やみくもにクリニックで風邪のとき抗生物質の処方
　をお願いしない。
・何でもかんでも抗生物質を出す医者は「ヤブ医者」
　の可能性大（予防方法というわけではないが気をつ
　けてほしい）。

がんを引き起こす ウイルスたち

　がんは遺伝や悪しき生活習慣によって引き起こされる。

　しかし、がんに"感染症"の側面があることは意外に知られていない事実だ。しかも、がんのなかで4人に1人はこの感染症が原因だとされているのだ。

　感染症、という言葉を聞くとなんとなく風邪や胃腸炎、はたまた新型コロナのように「急にかかって、短期間で治っていく」タイプのものが頭に浮かびやすいと思う。

　しかし、じつは感染症のなかには、明確な症状として自身の存在を人間にあからさまに伝えず、ひっそりと体内の臓器に対して悪さをしていく類のものが存在する。

感染とがん	
ウイルス・細菌	がんの種類
B型・C型肝炎ウイルス	肝がん
ヘリコバクター・ピロリ菌	胃がん
ヒトパピローマ・ウイルス（HPV）	子宮頸がん　中咽頭がん 肛門がん　陰茎がん
ヒトT細胞白血病ウイルス I 型 （HTLV—1）	成人T細胞白血病 リンパ腫

⊘ 胃がんの原因になるピロリ菌

　代表的なものがピロリ菌だ。

　ピロリ菌は、衛生環境の悪い水を飲んだことなどによって感染する。なんとも厄介なことに、このピロリ菌は食道を通過し胃にたどりついたのち、強力な胃酸を浴びても胃酸を中和、無力化することでケロッとして、そのまま胃のなかで生活をはじめる。

　現代は衛生環境の改善により、若者の罹患率は格段に低下しているが、こと明治・大正・昭和の時代などに関しては衛生環境が十分なものではなかったため、井戸水や汚染された水からピロリ菌を体内に取り込んでしまい、そしてそのまま胃の中に住み着いてしまっていた。

　そして気まぐれに胃の壁に病原性を持ったタンパク質を注入し、胃がんを引き起こすことがある。

　だがピロリ菌は絶対悪のような存在ではなく、ピロリ菌を除菌することで逆流性食道炎（胃酸が逆流して食道がただれ、炎症を起こす）になりやすくなったり、アトピー性皮膚炎が悪化したりするケースもある。

　住処を与えられている分の恩返しはしてくれているつもりなのだろうか。

　もっとも「除菌しても胃を荒らしたあとでは意味がない」という説もあり、エビデンス（根拠）として除菌の有効性が確立されているわけではない。しかしアメリカの退

役軍人37万人を対象にした研究では、ピロリ菌除菌によって胃がんのリスク低下が示された論文も存在する[17]。

　個人的には、胃がんのリスクを上げるとされている細菌がもし住み着いていたとしたら、そのまま胃の中で飼いならしていこうという気分にはならない。

ピロリ菌と胃がん

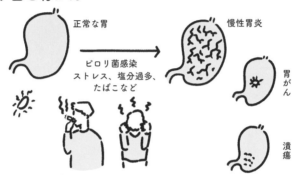

正常な胃

慢性胃炎

ピロリ菌感染
ストレス、塩分過多、
たばこなど

胃がん

潰瘍

⟩ 性行為でうつるウイルス

　また性行為を通じて感染するHPV（ヒトパピローマウイルス）や肝炎ウイルスも、がんを引き起こす代表的な感染症だ。性行為は人間の粘膜と粘膜を接触させる行為であり、当然感染リスクは非常に高いもので、そのため"性感染症"と分類される病気は梅毒、クラミジア、淋菌……と多種多様である。

　AIDS（エイズ）と並んでHPVと肝炎ウイルスには要注意だ。HPVは性行為によって生殖器に住み着き、子宮頸がんの原因となることで有名なウイルスだからだ。

HPV感染する可能性のある部位

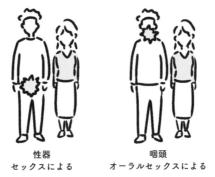

性器
セックスによる

咽頭
オーラルセックスによる

予防方法

胃がんの予防方法

・ピロリ菌検査は血液検査でも尿検査でも可能。一度確認をして陽性であれば除菌をおススメする。

・うにやいくらなどの「魚卵」をはじめとした食塩の摂りすぎは胃がんのリスクを上げるという約4万人の日本人を対象にした研究がある。[18] 食塩の摂りすぎも厳禁。

子宮頸がんの予防方法

・頸がん検診では3年おきの子宮頸部の細胞診、または5年おきの子宮頸部細胞診＋HPV検診が推奨される。

・HPVワクチンは若いうちの接種が望ましいが、打ちそびれた人は45歳まで効果があるとされているので自身の性的接触の度合いに応じて接種を検討しよう。

・オーラルセックスによって咽頭に感染したり、陰茎に感染する場合もある。男性の予防接種も推奨される。

⟩ 肝炎ウイルス

　肝炎ウイルスも同様に性行為によって感染するウイルスだ。こちらは肝臓に入り込み、本人に気づかれないように、肝臓で炎症を起こす。炎症の跡地はまるでかさぶたや焼け跡のようになり、肝臓としての機能を失い、がんが発生する土壌が形成される（慢性肝炎）。結果として荒れ果てた肝臓にはがんが発生しやすくなってしまう。

　肝臓は「沈黙の臓器」と呼ばれるだけあってなかなか症状が出にくい。そして10年、20年かけて静かに、肝臓でボヤ騒ぎを起こし続けるのだ。

予防方法

肝炎ウイルス検診で早期発見
"肝炎ウイルス検診"が推奨される。「感染しているかどうかを中年の段階で確認しておきましょう」という趣旨の検査で早期発見に役立つ。ほぼ肝臓がん検診といってよいだろう。
多くの場合、がんの原因は遺伝、運動習慣、生活習慣などが複雑に絡みあっており、1対1対応でとらえるのは難しい。しかし、これらの感染症は非常に明瞭で、検査ではっきりと姿形を確認することができる。

なぜ人はがんに
なるのか？

　日本においては、死ぬまでに2人に1人ががんに罹患し、3人に1人ががんで死亡するといわれており、中高年になるとまわりの知人や同年代の芸能人ががんになったという話が少しずつ出てくることが多い。

　人間の体内では、毎日新たな細胞が作られ、古い細胞は死滅し、この本を読んでいる今の現在進行形で新陳代謝を繰り返している。

　そして細胞が分裂するときにはDNAを複製しているのだが、細胞も人間と同様にコピーに失敗することがある。このような原理でがん細胞が誕生することがある。

　こういったがん細胞に対して、体内では免疫細胞が監視していて、がん細胞を発見したら処分していく。しかし、

がんが進む過程

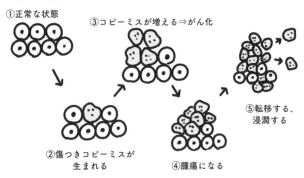

①正常な状態

③コピーミスが増える⇒がん化

⑤転移する、
浸潤する

②傷つきコピーミスが
生まれる

④腫瘍になる

加齢にともなってこの免疫細胞の力も衰えていく。これが中高年になってくるとがんになる人が現れだす大きな誘因だ。

⊘ がんになる理由

そして「なぜがんになるのか」と一口にいっても、がんのできる部位によって影響する要素は異なる。

皮膚がんなら過剰な紫外線の刺激でリスクが上がる。呼吸に関係している肺がんならたばこの煙を吸うことだ。食事が通過する大腸のがんなら赤身肉など欧米化しすぎた食生活をすることなど、それぞれの臓器が関わっている因子につながる生活の悪習慣が、それぞれのがんのリスクを上げる。

なかでもたばこは本当に多くのがんのリスクを上げる。

たばこに含まれる有害物質は、肺だけではなく血液に乗って全身をめぐり、DNAを損傷させ、さまざまながんのリスクを上昇させるといわれている。

⊘ 遺伝によるがんは？

「がん家系」と呼ばれるように、がんには遺伝の要素もあるのだが、じつは遺伝による"家族性腫瘍"はがん全体の5～10％と多いわけではない。

遺伝のハンディキャップがある場合もあるが、我々にできることは日々の生活習慣を改め、"がんになりにくい"

体作りをすることと、有用ながん検診を選択して"がんを早期発見する"段取りをしておくことだ。

　なお、がん予防に対する心構えとしてあえてまとめるならば、それぞれの臓器が普段からしている仕事を認識し、そのうえで労ってあげることだ。

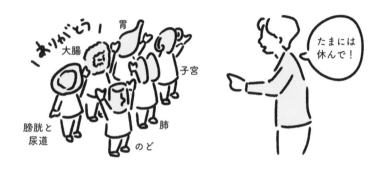

予防方法

普段意識することは少ないが、我々の体内では臓器たちが日々絶え間なく活動している。暴飲暴食をしては、インスリンを放出しているすい臓や大腸に負担がかかる。熱いものや塩辛いものを食べすぎれば、通過する食道や胃がダメージを受ける。喫煙をすれば煙が通過するのどや肺が痛めつけられる。

「物言わぬ自分の内臓を大事に大事にする」

この考え方を再認識することが、普段から病気の予防を意識しにくい人がまずやるべきことかもしれない。

ヴィーガンのメリット・デメリット

　昨今話題になることが多い、"ヴィーガン"。

　ヴィーガンとは、1944年イギリスのヴィーガン協会の設立と同時に生まれた言葉で"完全菜食主義者"、ようするに野菜しか食べない人間のことを指す。

　ベジタリアンとの違いに関していえば、ベジタリアンには乳製品も食べる"ラクト・ベジタリアン"、卵も食べる"オボ・ベジタリアン"のように、野菜しか食べないとは限らない点が挙げられる。

　ヴィーガンになる動機として多いのが、動物虐待やそれにつながるような人間の食生活や社会のしくみに対して問題意識を持ち、地球の環境をよりよくしていく、といった意識を持った人々が多いのが特徴だ。

　だからこそ健康へのよし悪しだけでヴィーガンの是非を語ることはナンセンスだし、今回ヴィーガンを否定するような話をするつもりは一切ない。

　ただし、人間が野菜一色の食生活を営んだ場合、予防医学や栄養学的観点から、体にどのような影響が出るのかはすべての人が知っておいたほうがよいだろう。

　多くの人は肉を食べ、魚を食べ、乳製品、発酵食品、卵、白米、さまざまなバリエーションに富んだ食生活を営んでいる。一方、毎日毎日野菜しか食べない人間の体内にはどんな影響が出るのだろうか。

ヴィーガンはベジタリアンの一種

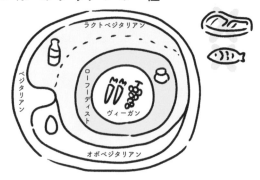

⊙ 野菜にはほぼ含まれていない"ビタミンD"

まず、ビタミンについて考えてみる。

野菜にはビタミンA、ビタミンCなどのビタミンや、カリウムなどのミネラルを豊富に含み、一見問題がないように思える。しかし、じつは野菜にほとんど含まれていないビタミンが存在する。

それが"ビタミンD"だ。

ビタミンDを野菜から摂取するのは非常に困難である。そしてビタミンDには腸でカルシウムを吸収しやすくする役割があるので、ビタミンD不足になるとカルシウムの吸収が上手にできなくなり、骨がもろくなる"骨粗しょう症"のリスクが上がってしまう。ヴィーガン生活を続けると骨がもろくなってしまう危険性があるのだ。

一般的にはビタミンDは鮭やマグロなどの魚介類、鶏卵に多く含まれているが、ヴィーガンの方の場合はこれらを摂取することは難しいだろう。そういった場合に活用して

ほしいのが"キノコ"だ。

　きくらげやしいたけといったキノコ類にはビタミンD
が豊富に含まれている。キノコを野菜に含めるかどうかは
議論の余地があるかもしれないが、ヴィーガンの信念から
しても許容できる場合もあるのではないだろうか。

　またビタミンDのサプリメントも、手軽に摂取できる
という意味では選択肢に入ってくるだろう。

ビタミンDが摂れる主な食材

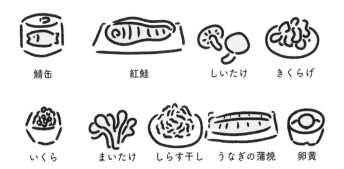

鯖缶　　　紅鮭　　　しいたけ　きくらげ

いくら　まいたけ　しらす干し　うなぎの蒲焼　卵黄

予防方法

ビタミンDは魚や卵、キノコから摂取する。
青野菜だけ食べていてはビタミンD不足になるおそ
れがあるので注意。

◯ ヘム鉄不足が懸念される

　次にヴィーガンが摂取不足を気にかけなければいけない
のが"鉄分"だ。

鉄分は2種類に分けられる。"ヘム鉄"と"非ヘム鉄"だ。「ヘム」というのは血液を赤くしている成分のことで、Hb（ヘモグロビン）の頭の部分にも使われている。そしてイメージ通り赤身の魚介類や肉に多く含まれている。

　残念ながら赤ピーマンにヘム鉄が含まれているわけではないため、ヴィーガンにとってはこのヘム鉄の摂取源がなかなか難しい。

　野菜に含まれている鉄分は非ヘム鉄がほとんどだ。

　そして何が問題かというと、ヘム鉄のほうが体での吸収効率がよく、非ヘム鉄だけではなかなか十分な鉄分を摂取できない。

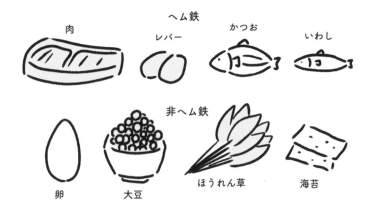

　特に女性の場合は鉄分不足が誘因となる"鉄欠乏性貧血"（66ページ）という貧血になりやすく、氷を無性に食べたくなる"氷食症"という症状が出たり、髪の毛や皮膚が乾燥し、パサパサする症状が出たりすることもある。

　ヴィーガン生活を続けていて、だんだん髪の毛や皮膚が

乾燥してくる症状に悩まされている人もおり、こういった場合は鉄分不足が原因かもしれない。

　対策としては、魚や肉の摂取が難しければ鉄分のサプリメントを利用することになるだろう。

予防方法

鉄分は「ヘム鉄」を摂取するのが重要。
魚や肉から摂取できるが難しければサプリメントの利用も検討しよう。

⊙ 動物性より植物性タンパク質のほうが健康的

　最後にタンパク質も重要だ。

　十分な量のタンパク質を摂取しなければ、体内ではタンパク質不足に陥り、筋肉を分解してタンパク質を使用することになってしまう。そして多くの人は肉、魚、卵、乳製品と野菜以外の食べ物からタンパク質を摂取することが多い。

　しかし、ここでヴィーガンにとっての救世主となるのが "大豆製品" だ。大豆には豊富なタンパク質が含まれている。白米やナッツを利用するのもよいだろう。

　そしてタンパク質は赤身肉などから摂取できる動物性タンパク質と、大豆製品などから摂取できる植物性タンパク質にわけ

られるが、健康への影響の観点では植物性に軍配が上がる。

　動物性タンパク質の摂取のし過ぎで死亡率が上昇したが、植物性では死亡率が低下したというデータも存在するくらいだ。[19]

予防方法

体を構成するタンパク質を補うためには、豊富なタンパク質が含まれている大豆や、白米やナッツを利用してタンパク質を摂ることが大事だ。

　このようにヴィーガン生活にはメリットもデメリットもあるが、やはりビタミンD、鉄分のようにかなり摂取が難しい成分もあり、予防医学的には長期的に続けると健康を損なうリスクのほうが大きい。

　ヴィーガンを続けるのならば、こういった摂取できない栄養には人一倍注意を払ってほしいところだ。

寝たきリスクが
高まるサルコペニア

「筋肉はどちらかというとマッチョ思考の人のもので、特に女性には筋肉は必要ない」と思われている方もいるが、筋肉は健康面で非常に重要なファクターである。

そもそも、筋肉が少ないのは現代では"病気"認定されている。

人間は何もしなければ年を重ねるごとに筋肉の繊維が萎縮し、筋肉の量は減っていく。そして加齢によって全身の筋力が減っていくことを医学用語で"サルコペニア"と呼んでいる。

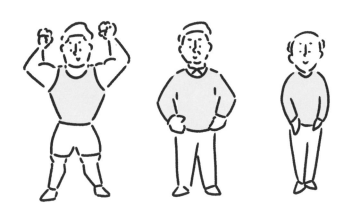

約2,000人の日本の高齢者を対象にした研究では男性で11%、女性で17% もの人がこのサルコペニアに該当するとされており、サルコペニアは死亡リスクや要介護リスク

を上昇させるといわれ、非常に問題視されている[20]。

　高齢者にとって入院は珍しいことではないし、入院中は体を動かす機会が激減するので筋肉が落ちる。とあるイタリアの研究でも、10日間の入院で約15%の患者がサルコペニアへ移行したという報告もある[21]。

　もしものときのために引き締まった筋肉をつけて、"筋肉貯金"をしておくべきである。

　特に高齢者にとっては、加齢による筋力低下に抗う対策をしておくことは非常に有効だ。

予防方法

大腿四頭筋（太ももの前の筋肉）を鍛えることをお勧めしたい。大腿四頭筋は人間の筋肉のなかでもっとも大きい筋肉なので、小さい筋肉、たとえば腕の筋肉を鍛えるよりも非常にコストパフォーマンスがよい。
また脚の筋肉をつけることによって体のバランス保持、転倒予防に役に立つ。
「どこの筋肉から鍛えるべきか」と問われたら真っ先に脚と答えたい。スクワットやランジといったトレーニングなら自宅でもできる。可能な範囲でこなしていけばよい。

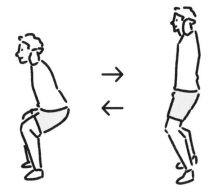

⊘ 筋肉は糖を貯える

　また、筋肉は糖尿病とも関係が深い。というのも、筋肉は、食事に含まれるブドウ糖を筋肉中に取り込み、血糖価をコントロールしながら、かつ "グリコーゲン" という形で貯蔵までしているからだ。

　筋肉のこういった陰の働きはあまり知られていない。しかし、運動不足になったり、筋肉量が減ってしまえば、こういったブドウ糖を取り込む力も落ちてしまう。血糖値を下げるホルモンである "インスリン" も効きづらくなってしまう。

　ムキムキの状態にする必要はまったくないが、しっかりと筋肉を動かし、適切な負荷をかけてあげることは健康面で非常に重要だ。

甲状腺ホルモンの
はたらき

　血液はさまざまな情報を我々に与えてくれる。体内の状態を濃密に反映する宝石のようなデータが詰まっている。健康診断の血液検査の項目をざっと見るだけで、肝臓、腎臓の機能、貧血の有無……ありとあらゆる体内の状態を確認することができるのがわかるだろう。

　そして、一般的には健康診断では測定されないが、非常に有用な情報も存在する。たとえば"甲状腺ホルモン"だ。血液検査では"T3"、"T4"といった項目で示される。

　今まで測定したことがない、見たことがないという方もいるかもしれない。特に症状がなければあえて検査する必要はないのでそれでもよいのだが、この機会に一度"甲状腺"という臓器について知っておいてほしい。

　甲状腺とは、喉の奥に備えつけられている、まるでリボンのような形をした重さ15g 程度の小さな臓器だ。

　小さくて存在感は薄いが、体にとっては必須の臓器で、"甲状腺ホルモン"の生産工場としての仕事を担っている。

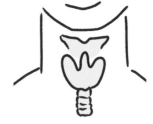

　甲状腺ホルモンは細胞の新陳代謝を活発にし、心臓や胃腸も活性化させる。子どもの発育にも必須のホルモンだ。

甲状腺では、食物に含まれている"ヨウ素"を原料にして甲状腺ホルモンを作っている。このヨウ素は海藻に多量に含まれる。この甲状腺の裁量によって、我々の体は活発にもなるし、元気を失うこともある。

＞ 甲状腺の病気とは？

あなたは"バセドウ病"という病気をご存じだろうか？

この病気は自分自身の抗体が、なぜか甲状腺を刺激し続けることで、甲状腺が活性化してしまう病気だ。

刺激された甲状腺は過剰にホルモンを産生し、大量の汗や動悸、ほてりといった症状を出現させるのだ。

これは更年期障がいの症状にも似ていて、病院に行くという選択肢を取りづらい症状かもしれない。

そして逆に、うつ病のような症状が、結果的に血液検査で原因が判明することがある。

それが"橋本病"だ。橋本病はバセドウ病とは逆に、自分の免疫機能が誤って甲状腺を攻撃してしまうことで、産生されるホルモンの量が減ってしまう病気である。

橋本病になると体全体の元気がなくなり、便秘、体重の増加、むくみといった症状が出現する。さらには気持ちの面でも意欲が低下してしまい、すぐ疲れやすくなったり、気分が落ち込んだりして、まるで"うつ病"かのような症状を呈するようになる。

なんだか元気が出ず、うつ病かもしれないと思っていた

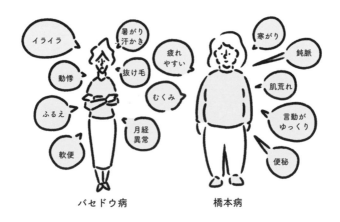

バセドウ病　　　　　　橋本病

人が、血液検査をしてみると甲状腺ホルモンの数値が低下しており、橋本病が原因だったというケースは珍しくない。

　だからこそ気分が落ち込んだからといって必ずしも気持ちの問題とは限らない。

　普段はそこまで意識する必要はないが、生活する中でバランスが何かおかしいと感じたときには、この甲状腺の臓器の存在を思い出して、一度血液検査でホルモンの状態を確認してみるとよいだろう。

予防方法

・甲状腺は体のバランスを調節している、とても小さいが重要な臓器。もし気になる症状（むくみ、動悸、ほてり、気分の落ち込み、抜け毛など）があれば、甲状腺ホルモンを健康診断のオプションで調べよう。

・こんぶやわかめ、のりなどの海藻類に非常に多く含まれている「ヨウ素」を取り過ぎると甲状腺の機能が落ちることがあるので、過剰な摂取は厳禁。

高血圧はなぜ放置してはいけないのか

「血圧　158/83」

　この数値が返却された健康診断に記載されていたら、あなたはどう感じるだろうか？

「血圧上がってきたから、すぐに生活習慣の対策をしないと！」……という気持ちになり、実践・継続できる人は少数派だろう。

　数字を見た瞬間は「とうとう血圧が上がってきたな。そろそろ何かしないとな……」という考えが一瞬頭を横切るだろうが、2、3日経てば頭からすっかり健康診断の結果のことなど抜け落ちてしまう人が多い。

　異論のある方は、去年の健康診断の結果で引っかかった項目に対して1年を通して対策をしていたか省みてほしい。

　もちろん胸を張ってそういえる人もいるとは思うが、私が産業医として社員の方々と接するなかでは、体感としてそういったストイックな方はとても珍しい。

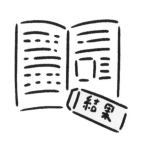

　まあ健康診断は年に1回ということもあり、結果を忘却してしまうのはある意味自然なことでもある。

　しかし、たとえば上の値が180を超えるような高血圧でも、「何も症状がないから大丈夫だろう」と気にも止めな

い横着な方もいる。

　ひとつ絶対に覚えておいてほしいことがあるが、それは
「血圧＝血管のなかの圧が高い」だけで症状が出ないのは
当たり前ということだ。仮に出るとしたら、上の血圧が
200を超えて、脳がむくんで昏睡状態になってしまう場合
などだろう。
　我々医師が高血圧をこれだけ「気をつけなければいけな
い」と、口を酸っぱくしてしつこく言い続けている理由は、
"時限爆弾"を抱えているようなものだからだ。

⊙ 高血圧が引き金になる

　高血圧を放置しておくと、血管内部の壁がどんどん傷つ
いていき、動脈硬化が進行する。そして、心筋梗塞、脳出
血、大動脈解離、大動脈りゅう破裂といった命に関わる重
大な病気の引き金になってしまう可能性があるのだ。

高血圧がトリガーとなる病気

脳梗塞、脳出血

眼底出血

心不全、心筋梗塞、狭心症

腎不全

大動脈りゅう

閉塞性動脈硬化症
（ＡＳＯ）

　高血圧自体は無症状なことが多いが、高血圧が引き金を引く病気は症状どころか命に関わる病気がほとんどだ。

　血管は心臓から肺、腎臓、肝臓、脳とあらゆる臓器を巡り巡っている。"血圧をコントロールし、しなやかな血管を守る"ことは予防医学において基本であり、かつ最重要事項である。

予防方法

食事に気を配るのが第一だ。

塩分を１日６g未満に減らした減塩食が高血圧向けの食事のスタンダードだが最近ではDASH食（Dietary Approaches to Stop Hypertension。高血圧を防ぐ食事方法のこと）がよいとされている。

これはカリウム、カルシウム、マグネシウムなどのミネラル分と食物繊維、タンパク質を増やすことで、体内から余分な塩分の排出をうながす効果がある。

くわえて、定期的に無理のない適度な運動を続けることである。

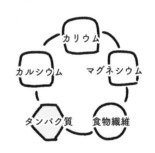

年齢とともに大きくなりやすい前立腺

　年を重ね、"高齢者"の入り口が見えてくると、やけに男性は寝ているときに尿意を催すことが増える。ご存じの方も多いと思うが、これは"前立腺"という臓器の影響を受けていることが多い。

　前立腺を若いうちから普段意識することはないだろう。前立腺自体も精液の一部を作るという、もちろん必要ではあるが全身に対してそこまでインパクトのある仕事をしている臓器ではない。しかし、高齢者にさしかかった頃から突如存在感を出してくる臓器である。

　これは前立腺が持つ"加齢にともない大きくなりやすい（肥大しやすい）"という性質が原因だ。

　前立腺は尿を体の外に排出する"尿道"の両脇に備えつけられた栗の実大の臓器だ。そして正常な場合は特になんの悪さもしないが、加齢などの影響で前立腺がムクムク大きくなってくると、尿道を圧迫し、刺激する。

　そして前立腺が大きくなる"前立腺肥大症"の域に達すると、

　・尿の勢いが弱くなる

　・夜間頻尿になる

　・尿意が頻繁になる

　……といった症状が出現してくる。

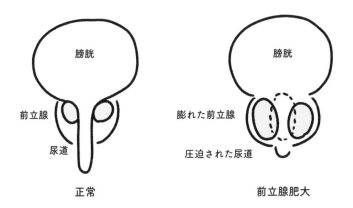

膀胱	膀胱
前立腺	膨れた前立腺
尿道	圧迫された尿道
正常	前立腺肥大

　前立腺肥大症は、いわば老化現象といっても全然おかしくはない。60歳を超えると２人に１人がこの前立腺肥大症に該当するといわれている。

　前立腺は外側の"外腺"と内側の"内腺"にわけられ、前立腺肥大の場合は内腺が肥大しやすい。逆に、前立腺がんは外腺にできやすいため、尿道を圧迫し症状を引き起こすことは少ない。あるいは症状が出る段階ではがんが進行していることも考えられる。

　また、家族に前立腺の病気持ちの方がいる人には耳が痛い話だが、前立腺肥大も、前立腺がんも遺伝の影響はある。たとえば父親に前立腺肥大症の手術経験があった場合は3.5倍、兄弟にあった場合は6.1倍肥大症になりやすい、というデータもあるくらいだ。²³

　そして、前立腺肥大症は「じつは"生活習慣病"の仲間なのではないか」という次のような説もある。

生活習慣病の代表格でもある高血圧、肥満、糖尿病など、この類の病気は"交感神経"を刺激する。交感神経とは体を活性化させるための神経で（対になる副交感神経は、体をリラックスさせるためのもの）、生活習慣病持ちの方はそうでない人と比べて体が緊張状態になっているのだ。そしてその影響で前立腺の筋肉も緊張状態を強いられることが、前立腺肥大につながっているのではないか、といった説である。

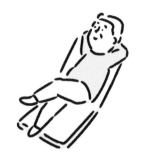

　生活習慣病の対策というと、何の目新しさもないいつも通りの対策を突きつけられてしまうが、逆をいえば、これらの月並みな対策こそがあらゆる病気の対策になるということ。月並みでつまらないと馬鹿にせず、しっかり向き合っていただければと思う。

⊘ 前立腺肥大の予防が生活習慣病対策

　とはいえ、前立腺肥大症と食事について少しおもしろいデータもあるので紹介しておく。
　まず、"大豆製品"には前立腺肥大症の予防効果があるのではないか、という研究がある。
　豆腐、納豆、きなこ、みそなどの大豆を使用した食品には、ポリフェノールの一種である"イソフラボン"が含まれている。

前立腺は精液の製造工場でもあり男性ホルモンとの関係は深く、男性ホルモンであるテストステロンが分解されたものが、前立腺肥大を促進しているとされている。

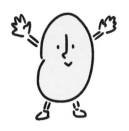

一方、ご存じないと思うが、じつはイソフラボンは、女性ホルモンである"エストロゲン"と構造が似ている。そして女性ホルモンは男性ホルモンの働きを抑える効果がある。つまりイソフラボンがこの役目を果たすことで、前立腺肥大の予防につながるかもしれない、という研究だ。[24]

もっとも「前立腺がんが進行している方には逆効果かもしれない」という論文も存在するのでその点はよくよくご留意いただきたいが、とはいえ多くの人にとって大豆製品を日々しっかりと摂取することにほとんどデメリットはない。

前立腺肥大の予防効果も期待しつつ、大豆製品の摂取を心がけるのは悪くない選択だろう。

予防方法

・前立腺肥大は「生活習慣病」の一種とも言える。生活習慣病対策があなたの排尿生活を守るだろう。
・大豆製品に含まれるイソフラボンは肥大を抑制する効果が期待されている。

脳ドックが世界で
広がらない理由

"脳ドック" を受けたことがあるだろうか?

華美な人間ドックは必ずといっていいほど、脳ドックが検査項目に含まれている。しかし、じつはここまで脳ドックを一般的におこなっている国は、世界中を見渡しても日本だけである。

脳ドックとは、脳の MRI や、「頸部血管エコー」と呼ばれる首の超音波検査をセットでおこない、血管が狭くなっていないか、あるいは脳腫瘍や動脈りゅうがないかを調べるものだ。

なぜ日本でしかおこなわれていないかというと、そのルーツは1980年代の札幌にさかのぼる。

札幌では、1980年代に現代の脳ドックの先駆けとなる"脳動脈りゅう検診" をおこなう取り組みをはじめ、非常に好評であった。

それもそうであろう。恐ろしくも膜下出血を引き起こす脳動脈りゅうを事前に見つけられるセンセーショナルな検査がはじまったとなれば、一度は受けてみたくなるだろう。

以降この脳動脈りゅう検診は全国各地へ広がっていき、とうとう1992年には"日本脳ドック学会" が誕生。人間ドックのスタンダードな検診としての地位を完全に確立したのだった。

⊙「受けない」という選択肢

　さて、それだけ素晴らしいものであれば、日本発信で世界中に広がっているはずなのだが……残念ながら世界では取り入れられる気配がまったくない。それどころか、アメリカに至っては無症状の人に首の血管の超音波の検査をおこなうのはグレードD、つまりデメリットのほうが大きいから受けないほうがよいとまでされている[25]。

　検査をおこなわないほうがよいというのは、間違って血管に異常があると判断され、必要のない手術を受ける割合も一定数いるから、という理由である。

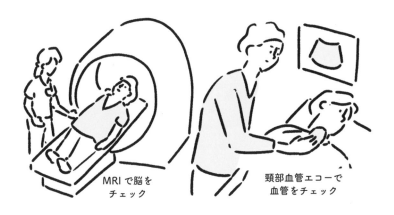

MRIで脳を
チェック

頸部血管エコーで
血管をチェック

　一見受けておいたほうがメリットのありそうな検査でも、じつは科学的に解釈すると受けたほうが逆に健康を害する場合もある、ということは覚えておいてほしい。

　まあこういった事実を踏まえて、脳ドックを受ける選択

肢を持っておくのは悪くはないのだが、現状は勇んで推奨するほどの検査ではないというのが正直な感想である。

予防方法

・脳ドックは「NO エビデンス」。検査のメリット・デメリットはしっかり把握しておこう。
・家族に脳動脈りゅうの人がいたり、どうしても自分の脳の状態を確認しておきたい人にとっては、脳ドックは選択肢のひとつである。

脳梗塞は発症から
4.5時間が勝負

「脳梗塞は１分１秒を争う病気である」

　これは普段私が幾度となく使っている言葉だ。心筋梗塞や脳梗塞など、"血管が急に詰まる"類の病気は、いかにして詰まった血管を治療し、早く血流を改善させられるかによって後遺症が残るかどうか、命が助かるかどうかがまったく変わってくる。

　脳梗塞は"脳の血管が詰まる病気"だ。血流が一部の脳細胞に行き届かなくなることによって、放置しておけばその脳細胞はいずれ壊死してしまう。しかし、すぐに壊死するわけではない。一刻も早く血管を再開通させて血流を届かせ、死にゆく脳細胞を救出することが最重要なのだ。

　そして脳梗塞は、"発症から4.5時間以内"に治療をおこなうことができる場合は、「t-PA」と呼ばれる薬剤を投与し、脳に詰まっていた血栓を溶かしだすことができる場合がある。そのタイムリミットが"4.5時間"なのだ。

　また、カテーテルという管を利用して、直接脳の血管が詰まっている場所まで管を到達させ、血栓を回収する方法も一般的に症状が出てから８時間までしかおこなうことができない。脳梗塞は症状が出てから時間が経てば経つほど、できる治療の選択肢が減ってしまう病気である。

　もし手足の麻痺やろれつの回りづらさなどの症状が出現

した場合には、発症時間をメモして救急隊に渡すとよい。

脳梗塞かもしれない症状

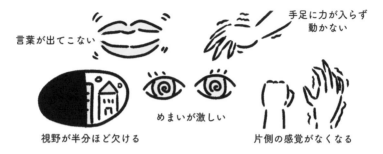

言葉が出てこない

手足に力が入らず動かない

視野が半分ほど欠ける

めまいが激しい

片側の感覚がなくなる

⊘ 脳梗塞の前兆は決して見逃してはいけない！

　脳梗塞の特徴として、"前兆"が出現する場合がある。

　症状自体は脳梗塞と同じ麻痺やしゃべりづらさ、感覚の異常といったものだが、30分や1時間で改善される。この前兆を「TIA（一過性脳虚血発作）」と呼ぶ。

　じつはTIAが起こった人の5％が2日以内に脳梗塞を発症したというデータがあり、TIAが起こった時点でいわゆる"血液をサラサラにする薬"（抗血小板薬）を飲めばリスクを下げられる。なにかと「症状はおさまればいい」と考えがちだがこの前兆については覚えておいてほしい。

> **予防方法**
>
> 脳梗塞の治療は「時間が命」。前兆の存在に注意。麻痺やろれつの回りにくさがあるならすぐに救急車を。

排泄物が出す
危険サイン

体のなかの異常をとらえるのに、ときに有効なのは"排泄物"だ。

まず、気道の粘膜で作られる"痰"。

肺がんなどの肺の病気があれば、肺からの出血が痰に絡み、血混じりの"血痰"となって体の外に排出されることがある。特にヘビースモーカーの血痰は要注意だ。

⟩ 便の色や形に注目する

便もたまには注意して確認してほしい。たとえば、消化管にできた腫瘍からの出血の影響で、便の色が変色することがある。

胃がんの場合は、胃からの出血が十二指腸、小腸、大腸を通過する過程のなかで黒く変色していき、まるでイカスミパスタを食べたあとのように"黒い便"として排出されることがある。

大腸がんなどであれば、出血が新鮮な状態で体の外に出るので、"赤い鮮紅色"の混じった便として排出される。

痔の場合も血混じりの便が出るので判別が難しいところだが、長く血便が出ている場合は一度病院を受診しておいたほうがよいだろう。

便の色で体内の異常がわかる

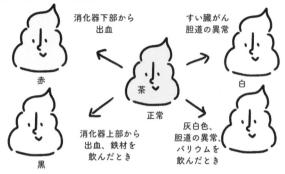

また、大腸がんの影響で便の通り道が通過しづらくなってしまうと、まるでウサギの糞のような細長い便が排出されることもあれば、便秘気味になることもある。

日常的に起こりやすい変化なので、気づくのは難しい場合もあるが、なにごとも一過性で済まず、一定期間続いたら「何かおかしいかもしれない」と思うようにしたいところだ。

⊙ うんちが茶色いワケ

そもそも、なぜ便が茶色なのかご存じだろうか。

この茶色のモトとなる成分は、"血液"に含まれている。血液中に含まれるヘモグロビンが体内での仕事を終え、天寿をまっとうすると肝臓で"ビリルビン"という物質に変換させられる。そしてビリルビンは、胆汁という消化液の成分として肝臓から十二指腸へ放り込まれ、そのまま腸に流れていく。ビリルビンは腸で"ウロビリン"という物質

に変化する。このウロビリンが便を茶色く染め上げている。このようなしくみになっているのだ。

ところが、この胆汁の通り道である"胆管"がすい臓がんなどによってせき止められてしまうと、腸に胆汁が届かない。こうなると、便は"白色"となって体外に排出されてしまう。

◯ おしっこにも注意を

生まれたての乳児の病気に"胆道閉鎖症"というものがある。これは、生まれつき胆道の通り道が閉鎖している病気のことで、この場合乳児は白い便を排出する。

では、腸に届かなかったビリルビンはどこへ向かうだろうか。

胆道が通行止めになってしまうと、胆汁は逆流し、血液から腎臓へ向かい、今度は"尿"として排出される。この場合の尿の色は非常に濃く、「オレンジがかった」と形容したくなるような色をしているのだ。体内の構造は複雑に絡み合っているので、尿や便からは想像もつかないような場所の病気が原因のこともある。

排泄物をあまり確認することは少ないだろうが、ときに興味を持ってあげてほしいと思う。

三大排泄物で健康チェック！

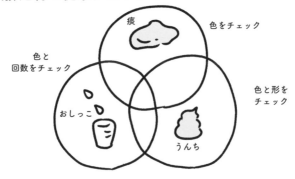

色と
回数をチェック

痰

色をチェック

色と形を
チェック

おしっこ

うんち

予防方法

・便の色の異常は要注意。ここで紹介した異常があれ
　ば「消化器内科」を受診しよう。

・尿の色がおかしいときは、まず「泌尿器科」受診を。

・受診の際、モノの写真をとっておくと、医者の側と
　しても非常に助かるし参考になる。

皮膚は体内の異常も伝えている

　我々が普段生活していて、体のなかでもっとも目につく部位が"皮膚"だろう。

　皮膚の異常はときに皮膚自体だけではなく体内からの異常を表出するサインとなる場合がある。割と身近な例が、疲労やストレスが溜まったときに出現する"口唇ヘルペス"である。

　ヘルペスウイルスは、一度感染すると体内の"神経節"（神経細胞が太く、木の節のようになった部分）と呼ばれる部位に潜伏する。そして睡眠不足など、人間が疲労して免疫機能が低下したときに乗じて顔をのぞかせる。

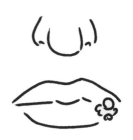

　口唇ヘルペス以外にもヘルペスウイルスの仲間が引き起こす病気が"帯状疱疹"だ。

　帯状疱疹は小さい頃に罹患した人も多いだろう"水疱瘡"の原因となるウイルスが体内の神経節に潜伏し、活性化したときに出る症状だ。

　水疱瘡は全身に小さな発疹が出

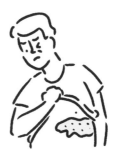

た記憶がある人が多いだろうが、帯状疱疹の場合は文字通り帯状に、体の片側に大きなかさぶたのような発疹として現れることが多い。

疲れでも生じるが、とくに免疫機能の低下してきた高齢者に起きやすく、治癒したとしてもピリリとした痛みやしびれが約半数に残ってしまうことがある。50歳を過ぎたら帯状疱疹ワクチンを接種することを推奨したい。

予防方法

・50歳を過ぎたら帯状疱疹ワクチンを接種するとよい。近所のクリニックなど扱っている所を利用しよう。
・自治体や健保が助成をおこなっている場合もある。しっかり確認しておこう。

⊙ がんのサインも出る

ほかにも皮膚は大病、なかでも"がん"のサインを表出することがある。

まず皮膚の色が黄色っぽくなれば内臓からの危険信号、なかでもすい臓や肝臓からのサインの可能性がある。みかんの皮をむいて手が黄色くなるだけならいいのだが、目の白目の部分や全身が黄色っぽくなる場合は必ず病院に行ったほうがよい。医学用語で"黄疸"と呼ばれる現象だ。

この黄疸は、すい臓がんや肝臓の炎症が原因となる場合がある。たとえばすい臓がんができると、肝臓とすい臓とをつなぐ"胆管"という管が封鎖されてしまう。そしてこ

の胆管には肝臓で作られた"胆汁"という消化液が流れているのだが、封鎖されてしまうと胆汁が血液に乗って全身を逆流し、皮膚が黄色くなってしまうのだ。

　ちなみに黄色くなるのは胆汁のなかの"ビリルビン"と

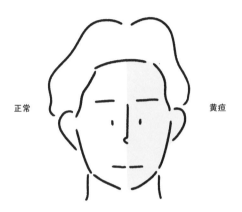

正常　　　　　　　　　　　　　　黄疸

呼ばれる成分の影響だ。この成分は便の色を茶色くする立役者でもある。

＞ 意外に危険なイボ

　急に全身に"イボ"が出現した場合も要注意だ。これは"レーザー・トレラ徴候"といって、胃がんのサインの場合がある。

　加齢にともない皮膚にイボができやすくなるのは仕方のないことだが、もし全身に急にできた場合は早めに皮膚科を受診されることをお勧めする。

そして皮膚自体のがん・皮膚がんの中でも、とくに見逃せないのが"悪性黒色腫"、通称"メラノーマ"だ。

メラノーマでは、ほくろからがん化することもありうる。

・メラノーマのサイン

A：非対称

B：境界不明瞭（境目がわかり
　　づらい）

C：色が不均一（色がまだら）

D：直径が6mm以上

E：変化が著しい（だんだん大きくなったり、形が変わる）

これらABCDEに当てはまるほくろは、一度皮膚科で診察を受けたほうがよいだろう。

皮膚は我々にさまざまな情報を教えてくれる。もし怪しい伝言を受け取ったら、すぐに病気を疑える心構えをしておいてほしい。

予防方法

・皮膚に異常があればまずは「皮膚科」を受診しよう。必要に応じて各科に紹介してくれる。

・メラノーマは爪にできることもある。その場合まっすぐな黒い縦線が入ることがある。こちらも要注意。

腫瘍マーカーの信頼性

　人間ドックでは、ときに"フルコース"で検査を受けるのが当たり前、といった案内をされることがある。この場合、受け手側に選択の余地が与えられる場合は少ない。

　というか、医学のシロートの一般の方からしたら、どれを受けてどれを受けまいか取捨選択するのは非常に難しい。

　たとえば、腫瘍マーカー検査。

　血液検査をするだけで、ある特定のがんが存在するときにマーカーが上昇する。そのマーカーを定期的に測定しておけば、早期のがんの発見に役立つ検査、という謳い文句で語られることが多い検査だ。

　非常に聞こえがよく、「受けておかないと損」なように思えるのではないだろうか。しかし、実際には我々医師の立場からすると、とても推奨できる代物ではない。

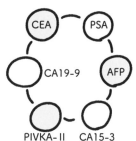

⊙ 腫瘍マーカー検査が難しい理由

　大きな理由のひとつとして、「AのがんのときだけAのマーカーが上がる」といった単純な話ではない、という点がある。

ひとつ例を挙げると、肺がんの腫瘍マーカーである CEA。

　この CEA は、たしかに肺がんで上昇することがある。しかし同時に、喫煙者、糖尿病等、さまざまなケースでも上昇しうるマーカーなのだ。要は、この検査が陽性だったから精密検査をしても、がん以外の原因で上昇している"空振り"のケースが増えてしまう。

　人間ドックを実施する医療機関は儲けになるが、受け手にはメリットが少なく、体に侵襲的な検査をした場合はダメージが残る場合もあるだろう。

　まあ、ものの考え方によっては「それでも受けておいて、上がっていたら徹底的に原因を確認しておきたい」という人もいるとは思うのだが、我々が押し売りのように全員に受けさせるような検査ではないことは間違いない。

　ただし、ひとつ有効性が期待できる腫瘍マーカーがある。それが"PSA"だ。

⊙ 前立腺がんのマーカー "PSA"

　PSA は、前立腺がんの腫瘍マーカーだ。しかし、この PSA についてもじつは一悶着あり、いまだに議論が続いている。

　この PSA 検査は1990年代に急速に普及し、前立腺がんが発見される数が急激に増加した。

　「今まで見つからなかったがんを見つけ出す。素晴らしく

いいことではないか。何を議論する必要があるのか?」

　こう思われるだろうが、じつは議論のひとつの誘因になっているのが前立腺がんの"進行の遅さ"だ。

⟩ ラテントがんとして発見されることが多い前立腺がん

　前立腺がんは、がんのなかでも非常に進行の遅いものとして知られている。進行が遅いがゆえに、すぐに治療をせず、PSAが高かった場合はその数値をいったん"監視"し続ける「監視療法」と呼ばれる珍しい選択肢も存在するくらいだ。

「死体の解剖をしてみたら、死の原因とは関係がないが、たまたま見つかったがん」のことを"ラテントがん"と呼ぶが、前立腺がんはラテントがんとして発見されることが非常に多い。遺体の解剖をおこなったところ、80歳以上の遺体の約60%にこのラテントがんの存在が確認された、というデータもある[27]。

　これは要するに、進行してがんが体に悪さをする前に死を迎えてしまったケースだ。

　こういった前立腺がんの背景もあり、いざデータをとってみると、必ずしもPSA検査をしたから死亡率が下がっているわけではないのだ。というか、下がっている大規模なデータも[28]、下がっていないデータもあり[29]、明確な決着がついていない。

　ちなみに、アメリカの予防医学専門委員会（USPSTF）

では、「メリット・デメリットを知った上で、受けるかど
うかは個人の選択に委ねる[30]」というなんとも煮え切らない
姿勢をとっている。

　個人によって前立腺がんのリスクも異なるため、現段階
では一概には言えない。たとえば、血のつながった家族に
前立腺がんの方が存在する場合はリスクが上昇する。

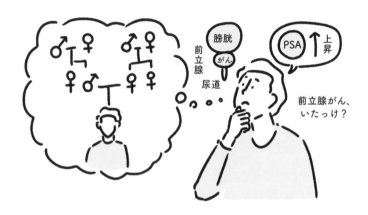

　少なくとも、PSAをオプションに組み込む選択肢はすべ
ての高齢男性にあってもいいだろう。

予防方法

・検査は「受ければ受けるほどよい」というものでも
　ない。お金の無駄使いとなる場合もある。
・PSA検査は、高齢男性は検討してもよい。前立腺が
　んは遺伝の要素もあるので、家族に罹患者がいる場
　合は特に組み込んでもよいだろう。

痛風は体からの「中間報告」

　尿管結石と並んで、もっとも痛い部類に入り、大の大人がのたうち回る病気が"痛風"だ。もっともこの2つの病気自体は命に関わることは少なく、のたうち回る"余力のある"病気ともいえるだろう。

　くしくも、この2つの病気はともに"尿酸値"の影響を受ける。そして尿酸値は先天的な"遺伝"の要素と、後天的な"生活習慣"2つの影響を受ける。

　尿酸値が上がるリスクとなるアルコールを毎日のように飲みながら、喫煙をし、運動もしない……という人は痛風になりやすい。

　実は皆さんには痛風についてよくよく知っておいていただきたいことがある。それは痛風はあくまで"通過点"ということだ。

　そもそも、なぜ尿酸が体内に溜まるのか？　そのしくみについて説明しておこう。

⟩ 尿酸が結晶化する

　尿酸とは、人間の細胞や食べ物に含まれる細胞の中の"プリン体"という物質が代謝され、生み出されるものだ。

　痛風は、この尿酸が過剰になり、関節の中でガチガチに固まってしまうと起こる。この現象を「結晶化」と呼ぶ。

153

尿酸はひとたび結晶化してしまうと、体内では"異物"として認識されるようになる。

　人間の体のなかでは、"異物は排除しなければいけない"というルールが統一されていて、警察の役割を果たしている白血球と結晶との戦争が起きる。この戦争によって起きる炎症が痛風だ。

　もっともこの戦場の舞台になりやすいのは、足の親指の付け根だ。ほかにもひざや足首、股関節で起こることもあるし、戦争が終わってからも骨にまで影響がおよび、骨が破壊され"痛風結節"と呼ばれるコブが残ることもある。

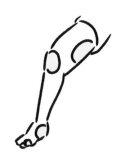

⊘「痛風は"通過点"」の意味

　では、なぜ痛風が通過点なのかというと、「痛風が起きている＝関節において尿酸の結晶化が起きている」というときは、ほかの臓器でも結晶化していることが危惧されるからだ。

　たとえば、腎臓で尿酸の結晶化が起これば、腎臓の機能はだんだん落ちていく。この現象を文字通り「痛風腎」と呼ぶ。

　また、細胞に住みついた尿酸は「活性酸素」と呼ばれる動脈硬化につながる成分を生み出し、心筋梗塞などのリスクを上昇させる。

　痛風だけであれば一過性の痛みですむのだが、たとえば痛風腎によって腎臓の機能が落ちてしまい、透析を導入することになれば、"一生"ついて回る問題になってしまうわけだ。

　痛風は単なる痛みの強い病気のひとつ、ではなく、"体で内部崩壊が進んでいるサイン""体からの中間報告"ととらえてほしい。

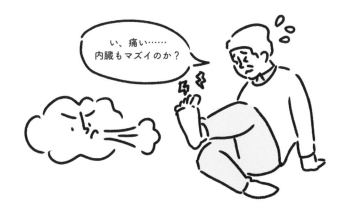

　じつは痛風発作などが起きておらず、やや尿酸値が高い、というだけの状態では、薬の副作用等を鑑み、現在の海外等の傾向を見ていても、投薬をしない方針のことも多い。[31]

　しかし、尿管結石や痛風の発作が複数回起きた場合には、投薬が推奨されている。[32] ようするに、痛風や尿管結石は投薬のサインともいえる。

予防方法

喉元過ぎれば熱さを忘れるではいけない。

具体的な対策としては、アルコール摂取量の制限だ。ビールだけが尿酸値を上げると思われがちだが、諸悪の根源はアルコールである。日本酒も焼酎も、ワインも尿酸値を上げる。そのほか、プリン体が多く含まれる白子やあん肝、魚の干物も要注意だ。

また、尿酸値の上がりやすさには遺伝も大きく関係する。ときに家系的に尿酸値の高い方は、人一倍気をつけてほしい。

眼の衰えは耳より早い

耳とともに衰えていく感覚器官が"眼"だ。

高齢になってくるにつれて五感の低下を実感するようになるだろうが、眼は耳より早い段階で衰えを実感しやすいのではないだろうか。

年齢を重ねるなかで我々が直面する代表的な眼の病気は2種類。

1つ目が"白内障"だ。

⊙ 白内障：目のレンズが濁る

白内障とは、「水晶体」と呼ばれる眼のなかでレンズの役割を果たしている場所が白く濁ってしまう病気のことだ。

年をとるにしたがって、レンズのなかに老廃物が蓄積していく。澄んだ水晶体はレンズのピントを合わせ、眼の奥に映像を投影させるが、水晶体が濁っていくとだんだん視界がぼやけていく。

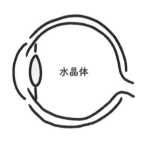

水晶体

予防の話においては、白内障に効果が大きい方法があるわけではないが、「たばこは白内障のリスクを上げる」という論文があるし、葉酸やビタミンC、ビタミンEをしっかり摂取することに予防効果があるかもしれない、くらい

のデータは示されている[34]。

　また、視力の低下は認知症のリスクを上げるかもしれないという話もある[35]。はっきり根拠が確立されているわけではないが、目からの情報も耳からの情報もできるだけ入りやすくしておくに越したことはないだろう。

　白内障についてインパクトが大きいのが"手術"だ。

　どのような方法でおこなうかというと、白内障の手術では、なんと白く濁った水晶体をまるごと取り除いてしまう。そしてレンズを吸収してぽっかり空いた隙間に、人工のピカピカのレンズを新たに入れ直すのだ。

　この手術によって、今まで視界がぼやけて日常生活に多大なるストレスを感じていた人の視界が、見違えるように開けていく場合があるのだ。

　こういった事実を知らずに見えづらい視界で苦しんで生活している人もいるから、よくよくこの事実は覚えておいてほしい。

⊙ 緑内障：失明の危機

　2つ目が"緑内障"だ。

　白内障は結局のところ、生活が不便になってきたときに手術をするかどうかだし、手術をすれば視力は改善することが多い。しかし、緑内障の場合は失明する可能性がある病気なので、危機感を持ってほしい。

　そして、緑内障ではいったん落ちた眼の機能が戻ること

はない。

　緑内障は、「視神経」と呼ばれる神経がダメージを受け、見える範囲がだんだん狭くなっていく病気だ。

　視神経がダメージを受ける原因のひとつには、「眼圧」と呼ばれる眼球内の圧力が高くなってしまうことがある。

　この場合、高血圧で血管がダメージを受けることを予防するために降圧剤を使用するように、眼圧を下げる薬を投与して視神経ができるだけダメージを受けないようにする治療をおこなう。

　緑内障が進行すると、少しずつ視野が狭くなってくる。しかし、人間には眼が2つついているため視界を補いあい、症状として自覚するのはかなりあとになってしまうことも多いのだ。

緑内障の見え方

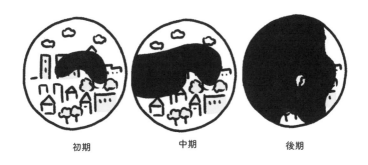

初期　　　　　　中期　　　　　　後期

「年をとったから眼が見え辛くなって当然」ではない。眼科でできることがあるかもしれないので、自己判断で放置しないようにしてほしい。

予防方法

・緑内障や白内障の症状は意外に感じ辛い。
→「老眼かな？」と思ったら一度眼科を受診するべし、くらいに思っておくとよい。
・人間ドックでは眼圧検査や眼底検査といった、緑内障などの早期発見につながる検査も用意されている。
→気になる症状がある場合はオプションで組み込んでもよいだろう。

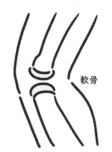

骨同士がぶつかり合う
ひざ痛

　大腿四頭筋（太もも前の筋肉）を鍛えて代謝を上げ、肥満を解消し、メタボリックドミノ（185ページ）を倒さないようにする。この行為は複合的な意味で予防医学において、超・有効だ。

　その理由のなかのひとつが"ひざ痛予防"だ。

　歳を重ねると、ひざの痛みを抱える人が急増する。ひざに水が溜まり、歩くだけで痛みが生じる場合があり、歩くことすらもままならなくなってしまう。

　ひざ痛の原因でもっとも多いのが、"変形性ひざ関節症"という病気だ。

　ひざの関節は、太ももの部分の"大腿骨"と、ふくらはぎの部分の"脛骨"に挟まれている。当然、骨と骨同士だけではゴツゴツとぶつかってしまい、なめらかな動きを生み出すのは難しい。

　だからこそ、プラモデルに油を差して滑らかな動きを生み出すように、人間の関節にもクッションのような存在が必要だ。そのために骨と骨と間に柔らかい骨・"軟骨"が存在し、クッションの役割を果たしていることで、我々はスムーズにひざの曲げ

軟骨

伸ばしができる。しかし、この軟骨も経年劣化していき、歳を経るごとにすり減っていく。そして次第に軟骨がすり減ってくると、骨同士がガシガシとぶつかり、痛みを感じるようになる、というしくみなのだ。

変形性ひざ関節症は、○脚の人がひざの関節に負担がかかってなりやすいので、改善できるようにしていきたい。

⊘ 太ももの筋肉を鍛えよう

そして、冒頭にあげた「大腿四頭筋を鍛え、肥満を解消する」この作業も非常に有効だ（124ページ）。

大腿四頭筋を鍛えることで、ひざ関節を支え、守る筋肉が増強される。そして体でもっとも大きな大腿四頭筋が発達すれば、ほかの筋肉を鍛えるよりも効率よく代謝が改善されるし、筋肉が糖分を取り込む働きも増強される。

大腿四頭筋を鍛えよう

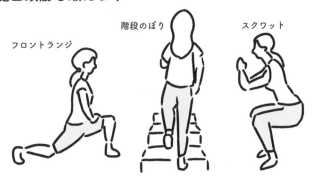

階段のぼり　スクワット　フロントランジ

代謝がよくなった体で有酸素運動をおこなえば、より脂肪も燃えやすくなるだろう。体重が重ければ重いほど当然ひざの負担は増える。できるだけ早い段階で負担を減らしてあげたいところだ。

　ひざが痛ければ歩くことも満足にできず運動ができなくなったり、外出してリフレッシュする機会を失い、メンタル面での不調につながったりしてしまう場合もある。

　予防医学においては、“一生歩ける体づくり”を目標にしていくことで、さまざまなメリットを享受できる場合があるのだ。「一生歩ける体づくり」を目標にしていくことでさまざまなメリットを享受できるはずである。

予防方法

・ひざに痛みがない人は、動きが良好な状態のうちにしっかり大腿四頭筋を鍛えておこう。
・痛みがある人は、痛む状態でのランニングやスクワットは厳禁だ。
→軽めのスクワットや横になっておこなう、かかと上げ運動や足の横上げ運動などのひざに負荷がかからない状態でできるトレーニングで鍛えるように。

5年生存率が低い
すい臓がん

「もっとも凶悪ながんはなにか？」

こう問われた際、

「それは、すい臓がんだ。」

こう答える医者は多いだろう。

すい臓がんは、がんの中でも5年生存率（がんの診断後から5年間生存する確率）が"8.9%"ともっとも低い。[36]要するに"もっとも助からないがん"ということだ。

すい臓は「沈黙の臓器」と呼ばれる。腹部のうしろ側に静かに位置しているおたまじゃくしのような形をした臓器だ。

たとえば人間の体の"排泄口"である口か肛門、陰部につながっているがんは、症状がまだ出やすい。肺がんであれば痰に血が混じり、膀胱がんであれば血尿が、大腸がんであれば血便が出ることがある。

しかし、すい臓は、そういった悲鳴を外部に伝える換気口を持たず、四方をほかの臓器に囲まれている。そして、やっとこさある程度の大きさになったところで症状が出現する。すい臓が「沈黙の臓器」と呼ばれるゆえんだ。

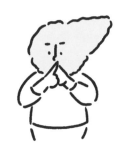

とはいえ、あきらめるしかないという話でもなく、すい臓がんからのサインも知らないよりは知っていたほうがよ

いに決まっている。

　多くの場合、すい臓がんは発見されたときには転移が進んでいて手術ができないのだが、なかには早い段階で見つかり手術ができる場合もあるからだ。

　ではすい臓がんには一体どんなサインがあるのか。

⟩ すい臓がんが出すサイン

　まずひとつに、これは症状ではないのだが"急激な血糖値の上昇"が挙げられる。

　すい臓のおもな仕事は、"インスリン"と呼ばれる血糖値をコントロールするホルモンを生産することなのだが、すい臓がんができると腫瘍がじゃまをして、満足にインスリンが作れなくなることがある。

　こうなると、特に何の前触れもなく、健康診断の結果で血糖値の数値"HbA1c"（血液中のヘモグロビン）の数値が急激に上振れしてしまうことがあるのだ。

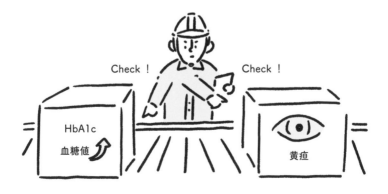

逆に、糖尿病自体がすい臓がんのリスクをおよそ２倍にするという論文もある。すい臓と血糖値には密接な関係がある。

ほかには、全身の皮膚が黄色に変化し、かゆみをともなう“黄疸”という症状もある。黄疸の場合は、眼球の白目の部分を見るとわかりやすく黄色くなっている。

これは、すい臓がんが大きくなり、すい臓と肝臓の間をつなぐ胆管をふさがれて、胆汁が全身に逆流してしまうことが原因だ。

⊙ 早期発見はできるのか

すい臓がんは非常に凶悪ながんである。千代の富士や逆鉾といった屈強な相撲とりたちもすい臓がんには勝てなかった。

有効な検診の方法も確立されていない。

しかしお腹の部分の超音波検査をおこなうことで、腫瘍に堰き止められたすい臓の内部の“すい管”という管の拡張をとらえたりすることが早期発見につながる場合がある。これが役に立つのではないかといわれているが、まだデータとしては明確な死亡率を下げる結果は出ていない。

予防方法

すい臓がんのリスクは、飲酒や喫煙だ。月並みだが過度な飲酒をやめ、禁煙をすることがもっとも有効だ。結局、アルコールとタバコが諸悪の二大根源なのだ。非常に絶望的ながんではあるが、やるべき対策は非常にシンプル。あとは紹介したすい臓がんの症状を覚えておいてくれれば、と思う。

さてここまで、頭からつま先まで、人体のさまざまなしくみや、病気になる原理原則について解説してきた。自分の体に対する理解もかなり深まったと思う。しかし、予防医学は知識を得るだけではなく、実践、そして継続しなければ意味がない。

第3章は「実践編」だ。私ととある患者さんとの会話を通してどのようにして普段の生活に予防医学を浸透させていくか、そして継続させるために具体的にどのような手段があるのかを紹介したい。

最終的にベストな方法は人それぞれ存在するが、ぜひ自分の生活習慣と照らし合わせて「自分ならどうするか？」を考えていただきながら対話を読み進めていってほしい。

第 3 章

大病を
避ける方法

健康は目的ではなく
あくまで手段

先生

こんにちは。はじめまして、Pさん。
医師の森です。よろしくお願いします。

よろしくお願いします。

Pさん

先生

もっとリラックスしてもらって大丈夫ですよ。

今日は先生に私の今の生活や健康状態についてア
ドバイスをもらいたくて。

Pさん

先生

なるほど。なかなか普段の病院の外来では、生活
のことまでゆっくり話をする時間もないと思うの
で、なんでも相談してください。

ありがとうございます。

Pさん

先生

まず、いろいろなお話をする前に私から聞いてお
きたいことがひとつあります。

はい、なんでしょうか。

Pさん

先生

Pさんの人生において、もっとも重要だと思って

いることをひとつ挙げるとすると、なんでしょう？

もっとも重要なこと…

先生

なんでも構いませんよ。お金、地位、名誉。そういったものでもいいし、素直な気持ちを聞かせてください。

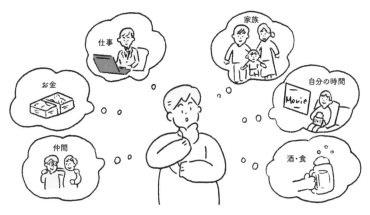

今はやはり家族でしょうか。息子もまだまだ一人前になるまで面倒みなければいけないし、妻と子どもと過ごす時間が一番大事なような気がします。

先生

なるほど。では今倒れるわけにはいきませんね。

はい、今私が倒れたら妻や息子がどうなってしまうのか……息子を大学に行かせるために、家計も決して楽なわけではないので。

先生

なぜそんな質問を一番最初にしたかというと、大前提として健康はあくまで"手段"だからです。

Pさん

"手段"……といいますと？

先生

人によって人生の優先順位は違います。たとえば命をかけてリングに上がっているボクシング選手に、「そんな競技は危ないから今すぐやめろ！」なんて声をかけるのはナンセンスですよね？

Pさん

そうですね。

先生

ボクシングは極端な例ですが、実際に世の中にはいろいろな人がいます。早死にしてもいいから酒やたばこを浴びるように飲み吸いしたい人、仕事の目標達成のために３時間睡眠で頑張り続け体を壊し、それでもがんばり続ける人、または医者嫌いで絶対に病院にかかりたくない人、宗教・信条による理由など……人それぞれ、さまざまな背景があります。

先生

そしてそのうえで、健康というのは個人の人生において、達成したいことを達成するための"手段"にしか過ぎないとい

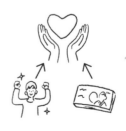

うことです。

お金も同じで、何か欲しいモノやコトがあるとき
に、お金という"手段"を使ってはじめて手に入
れられますよね。

私は医者ですから、Pさんにできるだけ健康に
なってもらいたいし、適切な予防方法を伝えた
い、実践してほしい。

ですが、これにはきっと私が何か価値のあること
をしたい、貢献したいという私の"エゴ"も含ま
れています。

だからこそ、Pさんは今日私とお話しする内容を
すべて真に受ける必要はありません。
「自分の人生で優先することってなんだっけな」
この疑問を常に持ちながら話を進めてほしいと思
います。

わかりました。私は社会人になってから仕事一筋
で生きてきて、ときに家庭をほっぽり出してとん
でもない残業時間をたたき出したこともあります。

私も今年53歳になりますし、そんな無茶苦茶な
働き方はできません。健康診断も常に何かしら

引っ掛かってしまっています。

それに、「こんな私にここまでついてきてくれた家族に恩返しをしたい」「健康で一緒にいられる時間を少しでも長く持ちたい」という気持ちが今は最前面にあります。

Pさん

そして、同時に不安です。いつか今まで体に無理をかけてきたしっぺ返しがくるのではないかと。

Pさん

先生

お気持ちをお話しいただきありがとうございます。よくわかりました。予防医学に「遅い」という2文字はありません。過去は変えられませんが、今からでもやれること、改善できることはありますから、今から徹底的に一緒に見直していきましょう。

はい！　よろしくお願いします。

Pさん

解説文

予防医学の3段階

予防医学は次の3つに分けられます。

①1次予防
病気に「ならない」ための対策
　→食事・運動対策・予防接種など
②2次予防
病気を「早期発見する」ための対策
　→健康診断・がん検診など
③3次予防
病気に「なってから」の再発対策・リハビリ

　この中で我々は①1次予防と②2次予防に積極的に取り組んでいき、2段構えで病気の対策をしていく必要があります。

予防医学の3段階

1次予防：病気を防ぐ　　2次予防：病気を見つける　　3次予防：病気からの復帰

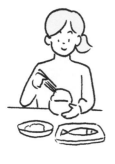 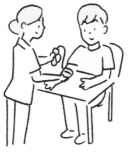 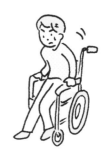

175

すべてを人間ドック
まかせにしない

先生

Pさん、今自身が受けているがん検診はなにがありますか？

Pさん

がん検診ですか？　いやあ、あんまりよくわかっていませんね……わけもわからずとりあえず人間ドックを受けています。

先生

今日は人間ドックの結果をお持ちですか？

Pさん

はい、持ってきています。

先生

ちょっと見せてください。

先生

ん……Pさん、この"便潜血検査"が陽性ですが、大腸カメラは受けましたか？

Pさん

いや、受けてないです。

Pさん

便潜血ってのがよくわからず、痔とかなのかなと思っていました。

便潜血検査とは？

①採便棒の先で便を数回こすって

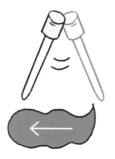

②容器に入れて提出する

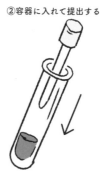

先生

たしかに痔が原因のこともあるのですが、Pさんの場合は一昨年も去年も陰性なのに、今年は陽性になってますので、体内に何か"変化"が起きていてもおかしくありませんよね。

先生

この便に混じった血液の成分が、大腸がんからの出血である可能性が否定できないわけです。

先生

便潜血が陽性のときは、大腸カメラを受ける必要がありますね。便潜血検査をおこなうことで大腸がんの死亡率20％程度低下したという素晴らしい論文もあります。³⁸

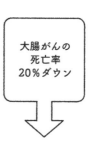

大腸がんの
死亡率
20％ダウン

先生

だからこそ、こうやってせっかくの機会を放棄し

177

てしまうのは非常にもったいないし、リスクがあ
りますよ。

いやあ、でもどうせ知り合いもこないだ大腸カメ
ラ受けてなにもなかったっていってたしなあ……。

もちろん、なにもないのが一番です。でも人は人、
自分は自分ですから、お友達の方がなにもなかっ
たからといって、Pさんが大丈夫とは限りません
よ。

⟩ 大腸の内側には痛覚がないので　安心して検査を!

でも大腸カメラって痛そうだし、恥ずかしいなあ。

そこはご不安ですよね。でも、じつは大腸の内側
の壁には痛覚が走っていないので、たとえば大腸
ポリープを切除するときも痛みを感じないことも
あるんです!

また、いわゆる"盲腸"と呼ばれる病気、"虫垂炎"
を起こしたり、腸で炎症が起きたことがある人
は、大腸の壁が隣の小腸などに張りついてカメラ
の通り道が狭くなり、痛みを生じることはありま
す。

先生　でも、Pさんはそういう経験はないですもんね。

Pさん

はい、盲腸はやってません。痛みがないならやってみようかな……。

先生　カメラをおこなうとき、もちろんお尻は出さないといけませんが、お尻だけに穴の開いた服を着るのでよけいな恥ずかしさはないですよ。

大腸カメラ検査

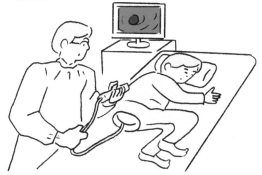

先生　もし痛みがある場合は"鎮静剤"を使うことで痛みを感じずに検査を受けることもできますからね。まずは一度受けてみましょうよ。

先生　万が一がんがあった場合、早期発見できるかどうかで治療法がまったく変わってきますから。

わかりました！一度勇気をもって、大腸カメラ、受けてみます。あとで後悔したくないですからね。

解説文

自分が受けるべき検査を知っておこう！

がん検診は、年齢や個人の背景によって受けるべき項目、受けてもよい項目、受けなくてよい項目とわかれます。

がん検診では自分の受けるべき検査はどれなのか、検査が陽性だったらどうすべきか理解しておきましょう。くれぐれもすべてを人間ドックまかせにしないように！

推奨されるがん検診

がん	年齢	検査内容、頻度
大腸がん	50~75歳	毎年の便潜血＋ 10年以内に1回は大腸カメラ
胃がん	50歳以上	2～3年に1回　胃カメラ 1～3年に1回　バリウム検査 　　　　　　（胃レントゲン検査）
乳がん	50～74歳	2年に1回 マンモグラフィ
子宮頸がん	20～29歳	3年に1回の子宮頸部細胞診
	30～65歳	5年に1回の子宮頸部細胞診＋HPV検診
肺がん	55～80歳	毎年の低線量CT ＊たばこを1日1箱吸う生活が30年以上続いている人
前立腺がん	50歳以降 （目安）	PSA検診は検討の余地あり

孤独は健康寿命を失うリスク大

先生　今回はPさんのお兄さまのことでご相談があるとのことですが、お兄さまはお休みの日は何をされていますか？

Pさん　お休みですか……もう兄は60を超えていますし、定年退職後は、家で昼寝したり、読書したり、一人の時間を過ごすことが多くなりましたね。

Pさん　おいは東京の大学に行ってますから、基本的には妻と2人で過ごしているようです。

先生　そうですか。

先生　以前の職場や、もともとのお友達付き合いはどうですか？

Pさん　たまに連絡を取ったりしているのですが、仕事をしていたときのように会って食事をしたり、ゴルフに行ったりすることはめっきり減ってしまったようです。

Pさん　なかなか引っ込み思案で、誘う勇気が出ないみたいです。

181

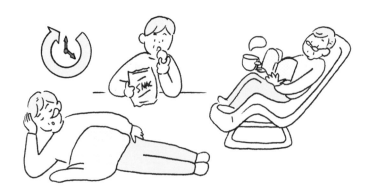

 先生　少し言いづらいのですが……。

 先生　じつは海外の論文でも、人付き合いが希薄な人は認知症のリスクが上昇するといわれています。[39]

えぇ、そうなんですか！　兄はこのままの生活をしていると認知症になってしまうのでしょうか？ Pさん

 先生　ちなみに、昼寝は何時間されていますか？

長いときだと１時間半くらいですね。 Pさん

 先生　じつは昼寝も、１時間以上を習慣にすると認知症のリスクが上がるかもしれないといわれており、[40]30分以内にしておいた

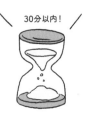
30分以内！

182

ほうがよいといわれているんです。

そうなんですね。全然知らなかった……。

Pさん

先生

年をとってくると、同時に脳も年をとり、だんだん機能が落ちてきます。外側から刺激を入れてあげる必要がありますね。

そうですね……でもなかなか新しいことをはじめる勇気はないだろうしなあ。

Pさん

先生

そうですね。もちろん、誰もが60歳を過ぎてまったくの0から新しいことをはじめられるエネルギーがあるわけではありませんよ。

先生

お兄さまの場合は、もともと会社やプライベートで友人の方がいらっしゃるのですから、重い腰を上げて、勇気を出して食事やゴルフに誘うところからはじめましょう！

わかりました！

Pさん

まずは一緒に打ちっぱなしに行って、勘を取り戻してもらおうと思います。

Pさん

解説文

積極的な交流で孤立のリスクを減らそう！

　Ｐさんのお兄さんのように、いわゆる“社会的孤立”の一歩手前の状況の方はかなり多くいらっしゃいます。

　仕事を辞めてから一定以上時間が経ってしまうと、連絡を取るにもなかなかきっかけがなく、どんどん孤立が進んでしまう場合があるのです。

“孤独は健康寿命を失うリスク”です。定期的にコミュニケーションをとれる友人は本当に貴重な財産ですから、まさに“一生の友”を大事にしていきましょう。

終わりのはじまり
メタボリックドミノ

さて、では早速健康診断の結果からみていきましょうか。どれどれ……

あまりよくはないですね……。ちなみに、Pさんはご自分の持ってる病気は把握されてますか？

ええっと、糖尿病と血圧が高いのと、尿酸値が高い、あとはコレステロール……

そうですね。健康診断の結果を見る限り、基本的にはそんな感じです。

ちなみにココ、みたことあります？　BMI。

なんとなくの意味は知っていますが、いつもすっとばしてしまっていますね。何かまずいでしょうか？

このBMIは体重を身長×身長で割ったもので、この数値が30を超えていると"肥満"と世界保健機関（WHO）の基準で定められています。Pさんの場合はこの数値が34なので、明確な"肥

満"ですね。

まあそうでしょうね……肥満だろうという自覚は
ありました。

 まず、この肥満が"病気"であるという認識を持
ちましょう。

＞ メタボリックドミノ

Ｐさんは、"メタボリックドミノ"という言葉を
聞いたことはありますか？

いえ、はじめて聞きました。

 メタボリックドミノとは、日本の伊藤裕（ひろし）
先生という方が考えた概念で、肥満という一番最
初のドミノを倒してしまったことを皮切りに、高
血圧、糖尿病といった生活習慣病がドミノ倒しの
ように連鎖していき、最終的に心筋梗塞や脳卒中
といった大病につながっていってしまう、という
ものです。

なるほど。肥満からすべてははじまっていると。

 まああくまでモノのたとえなので、厳密にすべて

の原因が肥満というわけではないのですが、諸悪の根源であることは間違いありません。

先生

この肥満を改善させることの優先順位を高くするよう意識しましょう。まず少なくとも BMI の30は切りたいところですね。

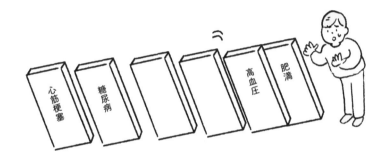

心筋梗塞　糖尿病　　　　高血圧　肥満

〉 コレステロールも覚えておこう！

先生

コレステロールのところの読み方はわかりますか？

読み方ですか？　コレステロールで、判定がE（要治療）というところしか見ていないです。

Pさん

先生

ここは読めるようになったほうがよいですね。

187

先生

"LDL" が悪玉コレステロールで、数値が上がり過ぎるとよくない。
"HDL" が善玉コレステロール、下がり過ぎるとよくないコレステロールです。

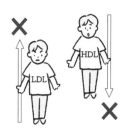

そのような区別があるのですね。

Pさん

先生

はい。こういうところからまずは知識を身につけましょう。いざ「コレステロールを下げよう」と思っても、項目の意味がわかっていないとしょうがないですから。

そうですね。やみくもに何かやってもしょうがないですよね。

Pさん

先生

Pさんの場合はLDLが183、HDLが35で、どちらも基準値を割っていますし、LDLは大幅に基準値の140を超えているので、薬での治療も検討されますね。

先生

血圧は平均が150/87。高いですね。こういった高血圧×脂質異常症×肥満といった生活習慣病の掛け合わせが動脈硬化を進行させ、ある日心筋梗

塞や脳卒中の発作につながりかねませんよ。

がんばります……。

Pさん

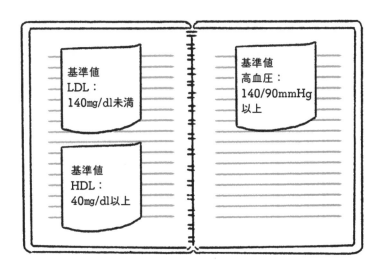

検査項目を理解しよう

これからの時代は、「医者にまかせっきり」「人間ドックにまかせっきり」ではいけません。

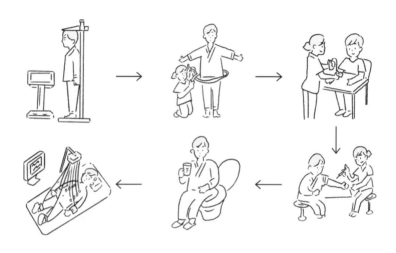

まず最初のステップは、しっかりと健康診断の項目の意味を理解すること。せっかく健康診断を受けているのですし、毎年受けている人なら早くその項目の意味を学んで、自分である程度、判断できるようになっておくことが大事です。

しっかり意味を理解していれば、「この項目の異常がそんな大事につながるとは思わなかった……」といった不幸を防げますからね。

家庭での血圧数値が
重要な理由

家の話で思い出したんですが、ご自宅に血圧計はありますか？

血圧計はないですね……病院とか、職場にあるやつで気が向いたら測ります。あと銭湯行ったときか。

血圧計は買っておいたほうがいいですよ。なぜかというと、家で測ったときと、病院で測ったときで数値が違う場合があるんです。

そうなんですか？

病院って結構非日常な空間じゃないですか。白い服をきた医者とか看護師がぞろぞろ歩いていて。

だから血圧が高めに出てしまう人が結構いるんです。"白衣高血圧"といって、れっきとした医学用語なんですよ。

たしかに、私も今日はソワソワしてますね……。

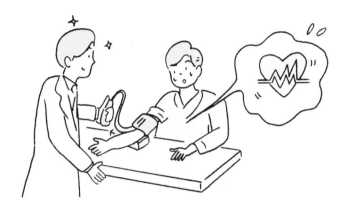

＞ 家で測る血圧こそが大事

先生

家で測った血圧を "家庭血圧" というのですが、こちらのほうが重要ですからね。

なんでですか？

Pさん

先生

では逆に質問ですが、なぜ血圧が高いとよくないのでしょう？

圧力が強いと血管が傷つくのではないですか？

Pさん

先生

はい、正解です。そしてその圧力が血管を傷つける工程が起こっているのは、病院ではなく "家" ですよね。だから家で測定した血圧を下げていくのが本来目指すべき目標なんです。

なるほど。その理論でいくと職場も大事そうですね。

Pさん

先生

まあそうですね。常に職場で上司にプレッシャーを与えられ、職場での血圧がずっと上がっている人はよろしくないでしょうね。

Pさん

昔の私がそうです。わかりました。とりあえず血圧計は買っておきます。自分への誕生日プレゼントにします。

先生

いい心がけですね。スタンディングデスク（立って仕事をするための机）も検討してみてください。

Pさん

一気に買うと家計にひびくので、おいおい考えます。

解説文

目安や目標となる血圧の値

最近の「SPRINT 試験」という研究では上の血圧が120未満だった人のほうが心臓病のリスクや死亡率が低かったそうです。[41] 理想は120以下ですがあくまで理想の話。まずは基準値の140以下を目指しましょう。

血圧は起きたときと寝る前の2回測定がベスト。運動不足や過剰な飲酒、塩分摂取を避けましょう。

飲酒習慣（アルコール摂取量） を把握しよう

先生

尿酸値が8.0。かなり高めですね。

先生

Ｐさんは、お酒はお好きなんですか？

かなり好きですね。

Pさん

先生

１日どのくらい飲まれるんですか？

日本酒が好きで、だいたい３合くらいですかね……

Pさん

週３くらいで飲んでます。

Pさん

先生

それは少し多いですね。

まあビールじゃないし、いいかなと思ってたんですが……。

Pさん

先生

じつは、ビールかどうかはあまり関係ないんですよね。アルコール自体に"プリン体"が多く含まれていますから。ノンアルコールビールならまだましです。

尿酸値の基準

2.0mg/dL
〜
7.0mg/dL

尿酸値が高いとどうなるのでしょうか？

 一番有名なのは痛風、あとは尿管結石になりやすいことですね。まだご経験はないですか？

まだないですね。

 それは幸運ですね。ただこの数値だといつ起きてもおかしくないので早く下げたいですね。

 Pさんの場合はまずは減酒、あるいは禁酒ですかね……

夜の楽しみなので、禁酒はキツいですね。

 わかりました。

飲酒手帳で、アルコール量をきちんと把握しよう！

 Pさん、先ほど血圧計を買うという話があったじゃないですか。

 血圧計で測った血圧は、今後 "血圧手帳" につけていってほしいのですが、それと一緒に "飲酒手帳" を作りましょう。

飲酒手帳？ Pさん

先生

はい。1日にどれくらいのお酒を飲んだのか、記録していく作業です。

先生

まず飲酒手帳をつけて、正確にどのくらい自分がアルコールを摂取しているのか目で見えるようにしましょう。

Pさん

わかりました。できるだけ三日坊主にならないようにやってみます。

⟩ 飲酒量の目安は？

でもどれくらいの量を目標にしたらよいのでしょうか？ Pさん

先生

1日の平均純アルコール量が20g以下だと、適度な飲酒量とされています。

はあ……
Pさん

先生

……と、言われてもよくわかりませんよね。

先生

この量はたとえばビールでいえばアルコール度数5％のもので500mlの中ビン1本くらいですね。

結構厳しいですね……

先生

缶チューハイなら度数7％の缶を1缶、ウイスキーならダブル1杯、焼酎ならグラス1/2杯、Pさんのお好きな日本酒なら1合といったところです。

純アルコール20gの量

ビール（5%）500ml

チューハイ（7%）350ml

ワイン（12%）200ml

日本酒（15%）180ml

焼酎（25%）100ml

ウイスキー（43%）60ml

結構、減らさないといけませんね。

Pさん

先生

たとえばPさんの場合は、だいたい日本酒3合ということなので、3日に1回くらいにするとちょうどよいかもしれません。

あ、1日に絶対超えちゃいけないというわけではないんですね。

Pさん

先生

まあ超えないに越したことはないのですが……。

先生

結局、がまんして週末の飲み会とかで爆発してしまったら本末転倒です。Ｐさんさんの場合は適度にガス抜きをしてやっていったほうがよさそうなので、その方式がよいのではないでしょうか。

時にガス抜きが必要な場合も

1日目：昨日飲んだから今日は休肝日！　　　　2日目：明日は飲める日だ〜

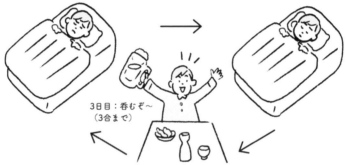

3日目：呑むぞ〜
（3合まで）

わかりました。それなら取り組めそうです。

Pさん

先生

とりあえず、運動も込みで対策をして、尿酸値を下げましょう。

先生

痛風（153ページ）のとんでもない痛みを味わいたくないでしょう？

想像もつきませんが、怖いのでがんばります！

Pさん

レジスタンス・トレーニングの重要性

先生
さて、“メタボリックドミノ”（生活習慣病がドミノ倒しのように一気に進むこと）の最上流にある“肥満”への対策が必要だ、という話はしましたが……。

先生
Pさん、少し筋肉の量が少なそうな体つきですね……。

そうですね。若いときはサッカー、社会人になってからはゴルフを嗜む程度でやっていましたが、最近めっきり運動していないので、筋肉の量は減っている気がします。

Pさん

先生
このままでは老後に“サルコペニア肥満”になってしまいますよ。

サルコペニア肥満とはなんですか？

Pさん

先生
肥満は、脂肪の量が増えてしまった状態のことですよね。一方、サルコペニア肥満というのは、脂肪が増えると同時に筋肉の量が減ってしまった状態のことです。

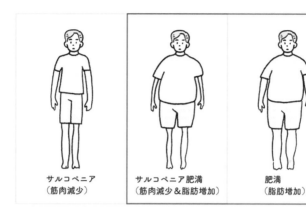

サルコペニア
（筋肉減少）

サルコペニア肥満
（筋肉減少＆脂肪増加）

肥満
（脂肪増加）

先生

これはかなり恐ろしい状態なんですよ。

Pさん

なにがどう恐ろしいんですか？

先生

今のうちに筋肉をつけておかないと、加齢にともなってだんだん筋肉量は減っていきます。ざっくりと年に1%くらいです。

先生

そして筋肉量が減って“サルコペニア”の状態になると、死亡リスクと介護リスクが上がる、という研究があります。[42]

Pさん

たしかに、筋肉の量が少ないと寝たきりになるのも早そうですもんね。

先生

あとPさんの場合は、糖尿病もお持ちですので、より一層脂肪を減らし、筋肉をつけたほうがよいです。

サルコペニアによる死亡リスクと介護リスク

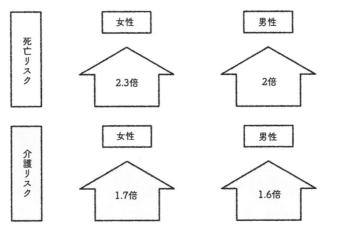

糖尿病と脂肪と筋肉になんの関係がありますか？

Pさん

⟩ 糖尿病、脂肪、筋肉の三角関係とは？

先生

脂肪には、血糖値を下げる役割のある"インスリン"というホルモンの効きを悪くする作用があります。つまり、脂肪が血糖値を下げにくくしている、ということです。

先生

これが脂肪から糖尿病のメタボリックドミノが連鎖する理由ですね。

先生

糖尿病や腎臓病になると、普通の人より筋肉が分解されやすくなってしまい、さらにサルコペニアが進行する恐れがあるんです。

筋肉を分解ですか！　このままなにもせず老後を迎えると、私は歩けなくなってしまうかもしれないんですね！？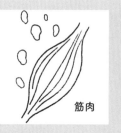

筋肉

はい。

しかし、Pさんの場合は筋肉をつけることにいくつものメリットがあります。

筋肉は、収縮することで代謝経路が活性化して、筋肉の細胞に糖分を取り込むパワーがアップします。だから、筋肉がしっかりあることが糖尿病の予防や改善につながるわけです。

なるほど。

医学界でも“レジスタンス・トレーニング”といって、筋肉に抵抗・負荷をかける方法が糖尿病予防につながる、という話はさかんにされています。

糖尿病と筋トレは相性がよかったんですね！

わかりました。やってみます。でもなにからはじめたらよいのでしょうか？

先生 まず一番おススメなのは大腿四頭筋のトレーニングですね。脚の太ももの前側、人間の体で一番大きい筋肉ですし、体を支える脚の筋肉ですから。

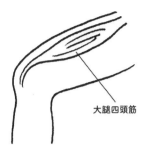

大腿四頭筋

先生 どうせ鍛えるなら大きい筋肉を鍛えたほうが、より効果が期待できます。自宅で気軽に始められるスクワットとかからやってみましょう。

わかりました。

先生 そして筋肉量が増えた状態で有酸素運動をおこなうと、代謝がアップし肥満解消もしやすくなります。

先生 まずは筋トレをして糖尿病、肥満になりにくい体を作りつつ、有酸素運動で脂肪を燃焼させていきましょう。

いつまでも歩ける老後のために、がんばります！

Pさん

解説文

筋トレの頻度や強度について

　年をとったからといって筋肉がつかない訳ではありません。平均90歳程度までレジスタンス運動によって筋力アップが認められるとされています。[43]

　高齢者の場合は週1回で筋肉の量の現状維持が、週2回で筋力アップが期待できます。週2回を目標にしましょう。

　勿論、負荷は激しいものではなく、第2章のひざの話で紹介したようなひざに負担のかからないものや、負荷の軽いもので OK です。継続することを目標にしましょう。

悪しきコミュニティから
離脱しよう

人間は、自分の意志だけで行動を変えるのは非常に困難な場合が多い。そのため、所属しているコミュティに強い影響を受けることがある。

たとえば私が産業医をしていて感じるのが、"健康診断の結果が、部署やチームごとに偏りやすい"ということだ。

会社内においては、"同じ釜の飯を食う仲間"という言葉通り、同じ部署の人間は同じ時間に出社し、昼食を一緒に外へ食べに行き、食後は甘いコーヒーを片手に喫煙所で談笑、そして同じような時間残業をし、夜は飲み会に参加する、といった具合に似たような生活習慣に収束していく。

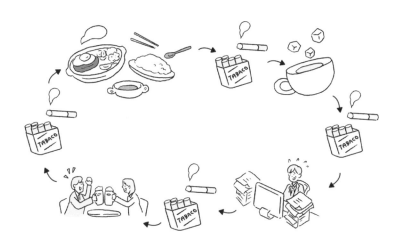

そのため、健康診断の結果として同じようにコレステロールや尿酸の数値が上がるという現象を認めることがある。

　生活習慣病には個々の遺伝の影響があるとはいえ、万病のもとは生活習慣であるため、健康の観点から見てよろしくない生活を送っている集団の健康診断の数値が悪くなるのはある意味必然ともいえる。
　逆にいえば、毎日手作りのヘルシー弁当を食べ、定時上がりで夜は飲み会もほどほどの生活をしているチームの健康診断結果はきれいに整っている場合もある。
　そして、ここで危機感を持ってくれればよいのだが、残念ながら「お前も仲間か」と自虐ネタや不幸自慢のように日常の話のネタとして消費されてしまい、謎の安心感・連帯感を抱きやすい傾向にある。

　これが非常によくない。
　この結果として動脈硬化が進行し、50代、60代などで心筋梗塞や脳出血を発症する、というストーリーはなにも珍しいものではない。
　たしかに、集団の中で別行動をとるのは難しい。ともすれば同調圧力の影響で「あいつは空気が読めない」「一匹狼だ」とうしろ指をさされる可能性すらある。

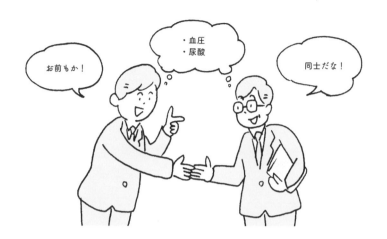

⟩ 先輩への憧れから悪習慣も見習ってしまう

　たばこや大麻もそうだ。

　周囲の先輩が吸っているから大丈夫、かっこよく見える、一緒の行動をしたい、一緒に喫煙所に行きたい――こういった理由で体に悪いとわかっていても喫煙を開始してしまうパターンはよくある話だ。

　そして結果的にニコチン依存症になってしまい、ありとあらゆる病気のリスクが上昇してしまう。

　会社でも、先輩のエナジードリンクを飲んでバリバリ残業をする姿に憧れを抱いたり、いざ禁煙を始めようとしても喫煙所に誘ってくる先輩のせいで禁煙を断念してしまったり、さまざまな誘惑があるだろう。

　しかし、定年が70歳や75歳まで延長される可能性のある現代に、そのような心構えではたして

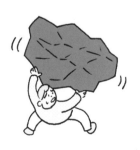

よいのだろうか？

　もし、心当たりのある方は、少し勇気をもって、同調圧力に負けない心構えを持ってほしいと思う。

解説文

交流を減らすか　健康を差し出すか

　会社を抜け出すことは難しいと思いますが、友人との付き合いや趣味のコミュニティなどの影響で健康に悪いであろう習慣を止められないのであれば、場合によってはそのコミュニティごと抜けてしまうという選択もあってもよいでしょう。

　それくらい、日々の悪習の蓄積というのは健康面でリスクと思ったほうがよいのです。

　また、特に管理職の立場にある人間は自分のチームにこのような"悪しき文化"が根付いていないか注意を払いたいものです。

　健康な習慣を持ったチーム作りが、部下たちが太く長く働き、仕事のパフォーマンスを上げる結果につながるはずです。主な対策は以下になります。

・付き合い方を変える

・健康管理に気を付ける

・健康的な人や集団を見習う

・悪習慣のあるコミュニティから抜ける

水泳では予防×、太陽と地面が必要な病気は？

Pさん

先生、妻のことも聞いてよいですか？

先生

はい、どうぞ。

P奥さん

じつは、先日骨密度の検査をしたら、実年齢の平均値よりかなり下回っていたんです。

P奥さん

普段から牛乳とかは飲むほうなのですが……なぜなんでしょうか。

先生

なるほど。そもそも女性は骨密度が低下する"骨粗しょう症"（43ページ）という病気になりやすいです。そのうえで普段の生活習慣によってリスクが上昇してしまうことがありますね。

先生

まず、カルシウムを摂取することはよいので続けてください。中高年の推奨摂取量というものが650 ～ 700mgなのですが、日本人の平均摂取量は505mgとされているので[44]、少し意識しないと目標に達しないことが多いです。

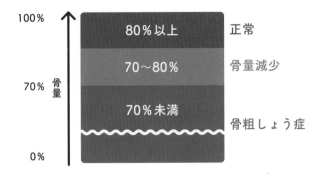

図 骨密度と骨粗しょう症の境目

- 100% / 80%以上 / 正常
- 70～80% / 骨量減少
- 70% / 骨量
- 70%未満 / 骨粗しょう症
- 0%

⟩ 地面からの刺激と太陽光が骨を強くする

先生

奥さんには運動習慣はありますか？

ほとんどないですね。たまに市民プールに水中歩行をしに行くくらいで。

P奥さん

先生

運動をしたほうがよいです。ウォーキングやエアロビクスなど、地面からの刺激がある運動が骨粗しょう症予防につながります。じつは水泳は骨への刺激がないので、骨粗 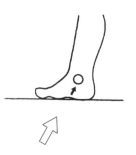 しょう症予防効果があまり期待できないんですよ。

そうだったんですね、がっかりです……これから

P奥さん

はウォーキングを取り組んでみます。

先生

骨粗しょう症予防にウォーキングのほうがよいも
うひとつの理由として、日光を浴びられることが
あります。

日光？

P奥さん

先生

はい。日光を浴びると、日光に含まれる紫外線に
よって皮膚に反応が起こり、"ビタミンD"が作
られます。

先生

ビタミンDの大きな仕事として、腸からのカルシ
ウムの吸収を促進する作用があるんです。

先生

せっかく奥さんの場合は
カルシウムを摂取してい
るみたいですから、日光
を浴びてビタミンDを作
ることでしっかりカルシ
ウムが吸収できるように
なるはずです。

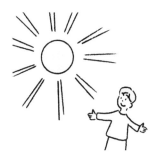

皮膚でそんなことが起きているなんてまったく知
りませんでした……。

P奥さん

なるほど、屋内のプールでの運動は二重の意味で
損してたんですね。

P奥さん

先生

ビタミンDは魚介類とか、しいたけなどのキノコ
類、卵に含まれているので、食事も気をつけてく
ださいね。

ありがとうございます。今まで意識したことがな
い話ばかりでした。

P奥さん

⟩ 自宅で転んでから寝たきりになる人も多い

先生

あ、あと、家は大丈夫ですか？

「家が大丈夫」といいますと？

Pさん

先生

骨密度が低下してくると、今後たった1回の転倒
で足の骨を折ってしまい、寝たきりや車いす生活
を余儀なくされる場合があります（43ページ）。

先生

病院にいると転んで足の骨を折って救急車で運ば
れてくる人が本当に多いので、もし家に段差が多
いのであれば、可能なら早めにバリアフリーにし
ておきたいですね。

今の家はかなり急な階段も多いですし、トイレに

Pさん

入るところや、玄関も結構な段差がありますね。
すぐにリフォームは難しいですが……

先生

すぐでなくてもよいので、10年20年先の未来に
自分たちがどんな状態になっているかを想像し
て、そのときの対策を今から講じておけるとよい
ですね。

先生

家についてはお子さんとも相談しながら、少しず
つ準備ができればいいと思いますよ。

まさに転ばぬ先の杖ですね。はい、息子とも相談
してみます。

Pさん

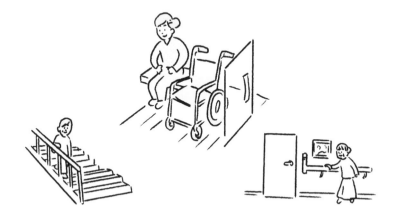

摂取したカルシウムをムダにしない!

日本人のカルシウム平均摂取量は505mg で、中高年の推奨摂取量よりも150mg 以上少ない傾向にあります。その希少なカルシウムも日光を浴びず運動を怠った生活をしていると密度の濃い骨は保てない場合もあります。

カルシウムを意識的に摂取するだけでなく、昼間お日様の下でウォーキングやジョギングなど、地面から足に刺激を受ける運動をすることが、骨の健康を保つためには不可欠です。

座りっぱなしの害を相殺する方法

先生

Pさん、さっき在宅勤務が多いっておっしゃっていましたが、1日何時間くらい座っているんですか?

Pさん

んー、9時から17時までは在宅勤務だからほぼ座ってます。夜もテレビを見て、家族と過ごしてで19時から22時くらいまでは座っているかなあ。あわせて11時間くらいですかね。

先生

うーん、結構長いですね……まあ日本人の現代の生活だと普通かもしれませんが。

先生

じつは運動をしないで座っている時間が8時間以上の人は、死亡率が約60%上昇したというデータもあるんですよ。
45

Pさん

ええ!!　恐ろしいですね。座っていることが体によくないなんて知りませんでした。

先生

そうですよね。でもじつは1950年代に座りっぱなしの健康の害は調べられています。

215

イギリスのモーリス博士という研究者が、ロンドンを往来する"ルートマスターバス"という2階建ての赤いバスで働く運転手と、あくせく動き回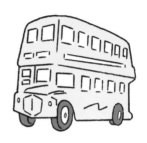る車掌さんのどちらが心筋梗塞になりやすいのか調べたんです。

すると、運転手のほうが発作の起きる割合が高かった……という話が1950年代の当時からあるんですよ。

すごく興味深い話です。

＞座り仕事を立ち仕事に変えてみよう

でもどうしましょうね、座らないと仕事ができないし。

おっしゃるとおり、なかなか難しいですよね。でもたとえば、グーグルやフェイスブックといったアメリカの大企業では、"スタンディングデスク"と呼ばれる、立った状態で仕事や会議ができる机が導入されています。

先生　座っていることの"不健康効果"を少しでも解消するためなんですよ。

Pさん　なるほど、机の高さを変えることで立ち仕事ができるようにしたんですね！

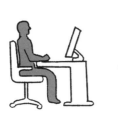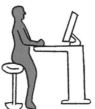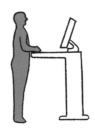

先生　はい。もちろんずっと立っていては疲れてしまうという人もいると思うので、部分的に立って仕事をする量を増やすのもいいですよね。

先生　スタンディングデスクのなかには高さを変えられるものもあるので、立ち仕事のときだけデスクを高くしたりとか。

Pさん　なるほど、座りか立ちか完全にわけなくてもいいんですね。

あくまで程度問題ですから。一番大事なのは"続けられること"ですよ。

また、ここでも運動の話になるのですが、座りっぱなしの害を運動で相殺できるかもしれないという効果があるという論文もあります。[47]

日中のマイナスを夜間にランニングをすることでプラスにしてカバーする、という選択もありますね。

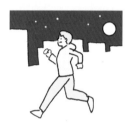

とにもかくにも運動はすべての基本なんですね。肝に銘じておきます。

Pさん

解説文

姿勢を変えてリフレッシュすること

　現代の日本人は、日中の座位時間が8時間を超えることは全然めずらしくないでしょう。

　意外に知られていませんが"座る時間を短くしていく"というのは有用な予防医学です。Pさんとの会話の中で紹介したスタンディングデスクや運動習慣を取り入れる方法でもいいですし、30分に

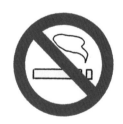

１回くらいは立ち上がってリフレッシュしたりとか、座りながら貧乏ゆすりのように足をゆらすのも効果があるという論文もあります[48]。

　30分に１回立ちあがるとはいっても、喫煙所に行くのはご法度です。

毎日の食事は体も 病気も作っている

先生

Ｐさん、普段の食事内容を教えてください。まず、朝ごはんはなにを食べてるんですか？

朝はいつも妻が作ってくれたトーストにマーガリンと卵、このセットが鉄板ですね。あとはヨーグルトとコーヒーが多いかなあ。

Ｐさん

先生

なるほど。大きな問題ないと思いますが、マーガリンには"トランス脂肪酸"（91ページ）という悪玉コレステロール（LDL）を上昇させ、善玉コレステロール（HDL）を低下させるリスクのある成分が入っているものがあります。

先生

Ｐさんの場合は悪玉のLDLがかなり高いので、そこは注意してください。

そうなんですね……マーガリンが健康に悪いとは知らなかった。

Ｐさん

先生

マーガリンすべてではないですよ。企業で努力をして、トランス脂肪酸の量を削減している商品もありますからね。そういったみんなの健康を守ろ

うと努力しているところのマーガリンを使っていきましょう。

先生

そのほかはヨーグルト等の発酵食品やブラックコーヒーなどは、健康効果が期待できるのでよさそうですね。

＞「ご飯＝残してはいけない」ではない

先生

お昼はどうされてますか？

お昼は会社の同僚と外に食べに行くことが多いですね。近くの中華料理屋は大盛りが無料だから、ついつい食べ過ぎてしまって……

Pさん

先生

生活習慣病持ちの方には「大盛り無料」は天敵ですよね。Pさんは高血圧、脂質異常症と糖尿病、肥満もありますから、できるだけ誘惑に乗らないように！

先生

あとは量が多いからって、すべて食べきる必要はないので、そういう責任感は捨ててください。

いやあ、小さいときからのクセでご飯は残せないですよ……私の子どもの時代はご飯を残すと引ったたかれましたからね。

わかります。もちろんお米を作ってくれた人、料理を作ってくれた人への感謝の気持ちは大切にしなければいけません。でもそれとこれとは別です。

そうやってすべてがんばって完食してきてしまったことが、今のPさんが抱えている病気につながっているのかもしれません。

そしてこれらの病気は動脈硬化を進行させ、大病につながりうる怖い病気です。きっと料理を作った人も、お米を作った農家の人も、Pさんの病気が悪化することを望んでいませんよ。

"食べられないときは残す"で問題ないんです。しっかり「ごちそうさま、おいしかった。食べきれなくてゴメン」と一言いえば十分ではないでしょうか？

いわれてみればそうですね……。昔から無理して食べきってしまうクセがあって。もう中年ですし、少しずつ考え方を変えて、自分の体をいたわっていこうと思いました。

先生　よかったです。ちなみに昼食後は？

禁煙していて同僚と喫煙所にも行けませんから、口もさびしいので缶コーヒーを飲んでいます。
Pさん

 先生　それは甘味料入りですか？

そうですね。甘いやつです。
Pさん

 先生　できればそこはブラックコーヒーやお茶にしたいですね。缶コーヒーには角砂糖3個分くらいの糖分が入っていますし、毎日となるとなかなかバカになりませんから。

ジュース類の砂糖含有量（目安）

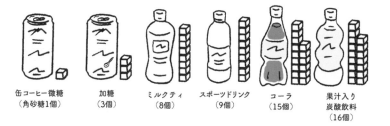

缶コーヒー微糖
（角砂糖1個）　　加糖
（3個）　　ミルクティ
（8個）　　スポーツドリンク
（9個）　　コーラ
（15個）　　果汁入り
炭酸飲料
（16個）

※砂糖の量はおおよその分量。

わかりました。ブラックをできるだけ選ぶようにします。甘いのが飲みたくなるけど、がまんですね。
Pさん

第3章　大病を避ける方法

223

たまにはいいと思いますけどね。毎日はやめておきましょう。

⟩ "塩分控えめ" は、調味料や出汁の工夫で！

最後に夕食はどんな感じですか？

夕食はまちまちですが、白米、味噌汁、サラダ、魚の煮物、肉じゃが、とかそんな感じが多いかなあ。

素晴らしいですね！ちなみに、塩分の量は気をつけていますか？

一応妻には伝えているんですけど、どうだかわからないですね。

味噌汁なんかは塩分が多くなりがちですから、塩分が含まれている量にもよりますがおかわりはし過ぎないようにしましょう。あとは減塩醤油や化学調味料を使うと塩分量がじつは減らせますし味付けをゆず、レモンなどの柑橘類やとうがらしやこしょうなどの香辛料に変えてみることもおすすめですよ。

なるほど。一度また妻と食事について話をして、伝えておきます。

先生

食事は自分の体を形成するエネルギー源ですから
ね。自分でも気にかけていきましょう。

「減塩食のポイント」

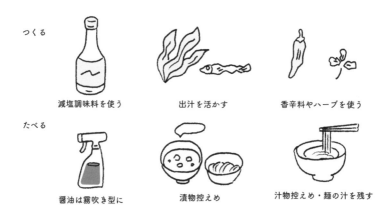

つくる

減塩調味料を使う　　　出汁を活かす　　　香辛料やハーブを使う

たべる

醤油は霧吹き型に　　　漬物控えめ　　　汁物控えめ・麺の汁を残す

解説文

健康効果の高い食事をしよう

近年イタリア、ギリシャなどで愛されている「地中海食」
は「健康寿命を延ばす」など健康効果を示す論文が多数出
ています。[49]

地中海食には以下の特徴があります。

・全粒穀物、新鮮な野菜や果物中心

・主食は、赤身肉は少なめ、魚多め

・ナッツ、オリーブオイルの使用

・卵の摂取量は4個未満

これらを普段の自分の食生活に部分的に取り入れてみて
もよいでしょう。

7時間睡眠で
死亡リスクを最小に

先生

Pさん、最近睡眠はどうですか？

Pさん

いやあ、あんまり寝つきがよくなくて……ベッドに入ってから30分くらいスマートフォンでYouTube を見てます。最近見はじめましたが、結構おもしろいですね。

先生

なるほど。何時にベッドに入って、何時に起きてますか？

Pさん

いろいろしてると、深夜2時くらいになってしまって、起きるのは7時ですね。

図 **日本人の平均睡眠時間**（平日）

平均何時間ぐらい睡眠をとっていますか？
（休みの日は除く）

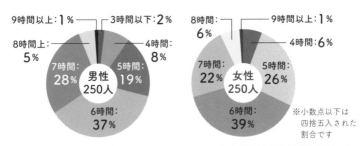

※小数点以下は四捨五入された割合です

（出典）保険マンモス株式会社（https://prtimes.jp/main/html/rd/p/000000039.000096733.html）

先生 5時間睡眠ですね。もう少し時間を取りたいですね。

Pさん 少ないですかね……どれくらい寝たらいいのでしょう。

先生 厳密にこだわりすぎる必要はないのですが、7時間睡眠がもっとも死亡率が低かったというデータ[50]があるので、まずはそこを目指しましょう。

Pさん あと2時間か。起きる時間は変えられないから、もう少し早く寝ないとなあ……

Pさん あとは寝つきがよくなればいいのだけど。

先生 2時は少し遅いですね。寝る前にYouTubeを見る以外に何をしてるのですか？

Pさん テレビですかね。遅めの番組がおもしろいから。

先生 スマートフォンもそうなのですが、光を寝る前に浴びてしまうと、脳が昼間だと錯覚してしまい、睡魔を引き起こす"メラトニン"というホルモンの分泌量が減ってしまうんですよ。

先生 なので、できるだけ寝る直前は間を空けたいですね。おもしろい番組は録画して、もう少し早い時

間に見てください。

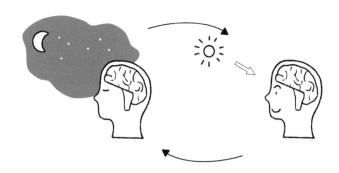

 たしかに、ちょっと目が冴えちゃってるかもなあ。スマホは手持ち無沙汰で触ってしまうんですよね。

 わかります。どうしても触ってしまうのは仕方がないので、寝床に置かないようにしましょう。リビングで充電するようにするとか……

 その代わりに寝床では読書をする時間にされてはいかがですか？

 それはいいですね。ちょうど読んでいない本が山のように積みあがっているので……

 でも、スマホは目覚まし代わりにしているので……。

先生 それでは目覚まし時計を買いましょう！

そうですね……！

Pさん

お風呂であたたまるタイミングが大切

先生 ちなみにお風呂では湯船に浸かってますか？

私はシャワー派なんですよ。

Pさん

先生 ものすごく科学的根拠の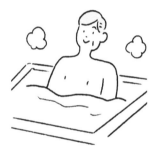ある話ではないんですが、寝る90分前くらいにしっかり湯船に浸かると、深部体温が上昇し、寝る頃には反動でしっかり体温が低下して、スムーズに入眠できる場合があります。試してみてもよいかもしれませんよ。

わかりました、やってみます。

Pさん

先生 睡眠に関しては、科学的データがどうというよりは、いろいろやってみて自分にあった方法を見つけて、それで眠れればいいよね、という話です。

先生 たとえばお香を焚いてみるとか、ジャズなどの音

楽を流してみるとか、いろいろ自分にあった睡眠環境を探してみてください。

ありがとうございます。とりあえず溜まっている本を読みたいので、スマートフォンは書斎に置いて、寝床では読書するように心がけてみます。

Pさん

解説文

睡眠は自身の体調を映す鏡

たとえば、うつ病の初期症状にも寝入りが悪くなる「入眠障がい」や、途中で何度も目が覚めてしまう「中途覚醒」といった症状があります。

寝たくても寝られないときは内科で不眠の相談をするのも悪くないでしょうし（現在は依存性の低い睡眠薬もいくつか存在します）、もし気分の落ち込みなどをともなう場合は精神科クリニックに相談するほうがよいでしょう。

死亡リスクを14％も減らす方法

（先生）P さん、ちょっとスマートフォンを見せてもらっていいですか？

（先生）ここの"ヘルスケア"※というアプリで、毎日の歩数が確認できるのを知っていましたか？

※ iPhone 用のアプリケーション

（Pさん）え!? まったく知りませんでした……勝手に歩数を計測してくれるなんてすごいですね。

（Pさん）私の歩数はどれくらいなのでしょうか？

（先生）平均の歩数が4,000歩。これではいけませんね。データをさかのぼってみると、去年までは7,000歩くらい歩いていたのに、何かあったのですか？

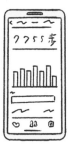

（Pさん）じつは会社のほうで在宅勤務が増えてしまい、通勤の回数が減ってしまったんです。そのせいか5kg くらい太ってしまいました。

なるほど。そのパターンは今すごい多いですよ。

ちなみに今日の採血でも、Pさんの糖尿病（34ページ）の状態を反映する"HbA1c"（血液中のヘモグロビン。38、242ページ）の数値が上がってきて、8.2になっています。

かなり上がってしまいましたね……8台になるのは数年ぶりな気がします。

以前もお話ししましたが、糖尿病の状態が悪くなると、体のなかで警察の役割を果たしている白血球のパワーが落ちてしまうなど、免疫機能が低下します。

健康なとき

糖尿病

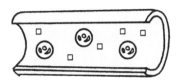

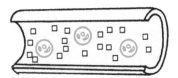

その状態でコロナにかかってしまうと、重症化のリスクが高まってしまいますね。

それは怖いですね……でも在宅勤務だと、たぶん感染しないから大丈夫ですよ。

ずっと家に引きこもっているわけにもいかないですよね。

しかもこのまま数値が悪くなって、たとえばHbA1cの数値が10を超えたりすると、昏睡状態になることもありますから、早めに対策をしましょう。

まずは歩数を増やすことからですね。

⟩ 自分の体にあわせて少しずつ

むむ……わかりました。1日何歩くらいを目指したらよいのでしょうか？

だいたい1日8,000〜10,000歩を目標にしたいですね。

アメリカで1万5,000人を対象におこなわれた研究では、1日8,000歩までは歩けば歩くほど寿命が延びた。そしてそれ以降は大きな変化はなかったというデータがあります。[51] ですから8,000歩までは目指していきたいですね。

予防できる病気に必要な歩数（あくまで目安）

歩数	予防できる病気
2,000歩	寝たきり
4,000歩	うつ
5,000歩	要介護、認知症、心疾患、脳卒中
7,000歩	がん、動脈硬化、骨粗しょう症
7,500歩	筋肉の減少、体力低下
8,000歩	高血圧、糖尿、脂質異常、メタボ

（出典）Aoyagi Y, et al.Walking velocity measured over 5 m as a basis of exercise prescription for the elderly: preliminary data from the Nakanojo Study. Eur J Appl Physiol, 93 (1-2):217-23, 2004.を元に作成。

先生

とはいえ、Pさんの場合は4,000歩なので、まずは6,000歩あたりからでいいですよ。無理なくいきましょうよ。

わかりました。あと2,000歩くらいならなんとかなりそうです。

Pさん

先生

お昼休憩で家の回りをぐるっと散歩するとか、できるなら夜ウォーキングやランニングの時間を決めてしまってもよいですね。

先生

そもそも1日たった15分運動をするだけで、運動量が0の人と比べて死亡リスクが14%も減ったというデータもあります[52]。まずは10〜15分のウォーキングをクセにすることは、とっても価値のあることですよ。

そうやってデータで教えて
もらえると、すごく運動を
していない現状が損に思え
ますし、不安になってきま
した……。

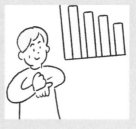

Pさん

今日からしっかり歩いてみます！

Pさん

スマートフォンにこんな機能がついていたことを
知りませんでした。ありがとうございます。

Pさん

解説文

わずか10分の運動が未来への最高の投資になる

　大腸がんや生活習慣病、はたまた認知症などをふくめ、
予防医学として"運動"以上の対策はありません。

　そして1日あたりの"運動量ゼロ"というのは非常に恐
ろしいことだと思ってください。

　逆にいえば、10分でも15分でもいいので、ウォーキン
グなどの運動をすれば大きな差が生まれます。運動という
とおっくうなイメージがあるとは思いますが、15分くら
いならできるはずです！

　知識がないのに当てずっぽうで株式投資をするよりも確
かな未来への投資になりますよ。

人はいつ死ぬのか
わからない。
だからこそ「人生会議」

先生

ご自身の普段の様子について、こと細かにお話ししてくださって本当にありがとうございました！お互いにとってとてもよい時間になったと思います。

先生

最後にひとつ大事なお話を。今回お話しした予防医学のお話は、老後に向けての人生にとって非常に重要なテーマばかりです。間違いなく病気のリスクを下げる手助けになります。

先生

一方で大前提として、改めて最後にお伝えしたいことは「それでも、人はいつ死ぬのか誰にもわからない」ということです。

たしかに。妻とテレビで介護の話を見かけると「死ぬときはできるだけ苦しまずに過ごしたいよね」なんて話を軽くしています。

Pさん

先生

実は、晩年には約7割の人が認知症や意識がもうろうとしているといった理由で「こうしてほしい」という意志を伝えることができない状態である、というデータがあるのです。

236

自分のおふくろのときも生前は1回もそんな話を
したことがなかったな。晩年は認知症でまともな
判断ができない状態でしたし。

結局、息子である私の意向で胃ろうや鼻から管を
入れる処置などはおこなってもらいましたが、本
人の望みを聞いていたらその通りにしたでしょう。

本人の意向を聞いていないと、いざというときに
判断に迷ってしまう方も多いですね。

家族や主治医と話をしておく

「晩年にどのような対応をしてほしいか」。これは
ときに考え方が変わることはあるでしょうし、P
さんの場合は、まだお若いので今すぐ決める必要
は必ずしもないと思います。

しかしこれから年を重ねていく中、あるいは体調
の変化がある中で、自分の「残された時間」を意
識し出したとき、その際には奥様あるいは息子さ
ん、そのときの主治医の先生らと話をしておく時
間があってもよいでしょう。

息子も成人して、帰省するたびに「しっかりして
きたな」と感じます。確かにそろそろそういう話

第3章　大病を避ける方法

をしておいてもよいかもしれませんね。

このような、万が一のときのために自分が希望する医療行為について家族や主治医と相談して、共有しておくことを「人生会議」と呼びます。

⊙ 代理人の指定をしておく

「人生会議」……聞いたことはありましたが実行しようとは考えていませんでした。でもおふくろの晩年の経験からも身に染みていますし、とても大事なことですよね。

人生会議を通して、もしものときの意向を書面で残す「指示書」を作ったり、書面ではっきりと「代理人」を示したりすることもできますよ。

なんだか遺言みたいですね。でも残された家族を悩ませたくないので書面で残しておきたいです。代理人は妻にお願いしたいな。自分のことを一番理解している存在なので。

最後に重い話をしてしまいましたが、どうしても触れておきたい話だったので。

これからの時代は「人生100年時代」。まだまだ

人生折り返したばかりです。これからお仕事もご趣味もますます精力的に取り組んでいってください。

先生

そのためには体が資本。予防に「遅い」の2文字はありません。今回お話しした予防医学の話を今日から早速実践していってくださいね。

今日は改めて、自分のだらしない部分と、自分の人生を見つめ直せる貴重な時間になりました。家に帰ったら今後の目標を紙に書き出して、書斎に貼っておこうと思います！

Pさん

先生

その意気です！　でもあまりはりきりすぎて続かないのは本末転倒。ストレスのかかりすぎない範囲で少しずつ予防医学に取り組んでいってください。困ったらいつでも相談してくださいね。

ありがとうございます。まずは便潜血の結果を持って大腸カメラに行こうと思います。これからもよろしくお願いします！

Pさん

健康診断の検査結果は
この数値をみよう

健康診断結果表

氏名 **山田太郎**　年齢 **53歳**　性別 **男**

	検査項目	基準値		今回	前回
身体計測	身長(cm)			171.1	171.3
	体重(kg)			96.6	87.6
	BMI	18.5〜25.0未満	①	33	30
	腹囲(cm)	男85　女90未満		92	85
血圧	収縮期／拡張期(mmHg)	140未満/90未満	②	150/87	135/80
脂質代謝	LDLコントロール(mg/dl)	140未満		183	150
	HDLコントロール(mg/dl)	40以上	③	35	35
	中性脂肪(mg/dl)	30〜149		343	320
痛風	尿酸値	7.0未満	④	9.3	8.2
腎機能	Cr(クレアチニン)(mg/dl)	男0.61〜1.04 女0.47〜0.79	⑤	1.2	0.9
	GFR			50.9	69.7
肝機能	AST　(GOT)(IU/l)	31未満		53	39
	ALT　(GPT)(IU/l)	31未満	⑥	50.9	35.4
	γ-GTP(IU/l)	51未満		29	27
血糖	空腹時血糖(mg/dl)	100未満	⑦	152	145
	HbA1c(NGSP)	5.6未満		8.2	7.8
貧血	赤血球数(×10⁴)	男410〜530 女380〜480		470	465
	ヘモグロビン　Hb(%)	男13.5〜17.0 女11.5〜15.0	⑧	9.8	11.5

① BMI

BMI は体重÷（身長×身長）の数値。

日本では25以上が肥満、18.5が痩せとされています。BMI は高すぎても低すぎても健康に害があります。日本人の中高年35万人を対象にしたデータでは、BMI は21-27の間が最も死亡率が低かったとされています。「少し太っている」くらいはあまり気にしなくてもよさそうですが、BMI が30を超えている人や、逆に20を切っている人は要注意です。

ただし、BMI は脂肪量と筋肉量の違いまで反映できているわけではないので、そこは理解が必要です。つまり筋肉量が少なくて、脂肪量が多い人はたとえ BMI が正常な数値でも身体のバランスがよいとはいえない場合もあります。なお脂肪肝にも注意が必要です。実は BMI が高い人のほうが、AST や ALT が高い人とくらべると、脂肪肝になっている確率が高かった、というデータがあるからです。

> 受診する科 ＞ 一般内科（肥満外来など）

② 血圧

基本的に「上の血圧（収縮期血圧）」を見ておけば OK です。

基準値は140/90ですが、理想は上の血圧が120以下です（→2章　129ページ）。

上の血圧が130未満であれば、心不全、腎不全、脳卒中などのリスクが下がるというデータもあります。普段の生活習慣の改善に取り組んでも、基準値（140/90）を下回らない人は一度病院へ行きましょう。

> 受診する科 ＞ 一般内科、循環器内科

③ LDL　HDL　中性脂肪

　LDLがいわゆる「悪玉コレステロール」で、HDLが「善玉コレステロール」。LDLは高ければ高いほど、HDLは低ければ低いほど動脈硬化のリスクとなります。総コレステロール値よりも、このLDLとHDLに注目しましょう。

・LDL：基準値が「140」ですが、160を超えると心臓病のリスクが2.6倍に、180を超えると5.7倍になったというデータもあり、160を超えたら一度病院にはかかっておきましょう。

・HDL：余分なLDLを回収してくれる「ごみ収集車」のような存在です。HDLの基準値は「40」で、基準値を下回った人は心筋梗塞のリスクが2.5倍になったというデータがあります。

・中性脂肪（TG）：大酒飲みの人や、肥満の人が上がりやすいです。中性脂肪の基準値は「150」ですが、300を超えると心臓病のリスクが2倍になったというデータや、500を超えると「急性すい炎」と呼ばれるすい臓に炎症が起き、激烈にお腹や背中がいたくなってしまうリスクが上昇します。300を超えた段階で病院にかかりましょう。

受診する科　＞　一般内科

④ 尿酸値

　尿酸値の基準値は「7」。高ければ高いほど痛風や尿管結石の発作が起きるリスクが上がります。たとえば5年間の痛風発症率は、7台では2%ですが、9台で20%、10以上で30%という研究結果もあります。7を切ることができるとベストでしょう。

受診する科　＞　一般内科

⑤ Cr（クレアチニン）　GFR

　Cr（クレアチニン）：クレアチニンとは、人間が運動をしたあとに筋肉から出される「ゴミ」のことです。

　腎臓は人間の体の中でゴミ処理場の仕事を担当しているので、ゴミであるクレアチニンをしっかり排出できているかどうかで、腎臓の機能を確認します。

　しかし、クレアチニンは筋肉量や運動量によって変わるので、男性か女性かによっても基準値が違うことに注意。（男性の基準値はおよそ0.8、女性の基準値はおよそ0.6）

　クレアチニンはおおむね「1以下であれば大丈夫なことが多い。2以上であれば病院受診を」と覚えておきましょう。

　GFR：また、クレアチニンより正確なのが「GFR」です。このGFRはクレアチニンを年齢と性別で調整した数値で、もし自分の健康診断結果に載っていない人も、日本腎臓学会の測定ツールで簡単に計算できます（https://jsn.or.jp/general/check/）。

　GFRが45を切ったら腎臓病の疑いがあるので、病院へ行きましょう。

> **受診する科** 〉 **腎臓内科**

⑥ AST、ALT（GOT、GPT）

　AST、ALT：肝臓に何か異変があり、肝臓の細胞が壊れてしまったときに上がる酵素のことです。色々な原因があるものの、多くは「脂肪肝」のある人が上昇します。

　30を超えている人は、脂肪肝の可能性も否定できないので、人間ドックでお腹の超音波検査を追加して確認してみてもよいでしょう。

　数値が3桁であればかなり高いので、基本的に病院に行きましょう。

　γ-GTP：アルコールとの関わりが非常に強いのがγ-GTP(ガンマ-ジィーティーピー)。普段は肝臓で「解毒」のお仕事をしています。酒飲みの方は上がりやすいです。こちらも3桁になったら要注意です。

> **受診する科** 〉 **消化器内科**

⑦ 血糖値、HbA1c

　本文でも説明しましたが、HbA1cは「1-2か月の血糖値の平均値」です。
　空腹の時の血糖値が「126」、HbA1cが「6.5」を超えたら、糖尿病の疑いがあるので病院へ行きましょう。この数値は糖尿病を診断する上での基準となる数値です。
　また、基準値を超えていなくても「糖尿病予備軍」にあたる5.7-6.4の方々は基本的に薬を使う対象にはなりませんが、糖尿病ほどではないものの心筋梗塞や脳梗塞のリスクが上がるというデータがあります。よって予備軍は「ギリギリセーフ」というよりは、「ギリギリアウト」のイメージのほうが正しいです。普段のがんばりで、理想をいえばHbA1cは5.6以下にしたい所です。

> 受診する科 ＞ **糖尿病内科**

⑧ Hb

　自分が貧血かどうかを知るには血液検査の"Hb"（ヘモグロビン）の数値を確認しましょう。世界保健機関（WHO）の定義では、Hbの値が、男性：13、女性：12、妊婦や高齢者：11とされています。この数値を下回ると「貧血」に該当します（67ページ）。Hbが1桁の人は病院へ行きましょう。

> 受診する科 ＞ **一般内科、消化器内科**　女性はまず婦人科で相談でもOK

病名別／症状別索引

おわりに

いかがでしたか？

3章のPさんに自分を投影して自分に当てはまるところ、目を背けたくなるような内容もあったかもしれません。

でも大丈夫。予防医学における理想の形は「人事を尽くして天命を待つ」状態を作り上げることです。

これは「完璧なバランスの食事、睡眠、運動習慣を身につけて医学的に100点の生活をするべき」という話ではありません。
「色々な生活習慣の利点、欠点を知った上で、自分自身の意志で選択をしておく」という状態が理想なのです。

たとえ完璧な生活を送ったとしても、病気になる可能性を完全に0にできる訳ではありません。好きな物を我慢してまで生きていきたくないという意見がほとんどでしょう。

実際、えらそうに講釈を垂れる側の医者にしても、健康的な生活習慣を送っている割合は、肌感では多くありません（夜勤が多いという職業形態なども原因にありますが）。

ただ、どういった選択を取るにせよ少なくとも中高年を迎え、人生の折り返し地点を通過したら、一度は腰を据えて自分の体に目を向ける必要が誰しもあるのではないでしょうか。

健康診断の結果はどうでしたか？

結果から目を背けていないですか？

このままの生活を続けたら、老後にどんな未来が待ち受けているか想像できていますか？

将来、あなたの家族や友人はどんな思いをするでしょうか？

「今を楽しんで生きる」というのは素晴らしいことですが、折り返し地点を過ぎたら現在だけでなく老後のこと、向こう10年、20年の未来を想定しておいたほうがよいはずです。

　いつまでも健康診断の結果から目を背け続けた結果、大病を患い病院のベッドで天井を見上げながらやっとこさ、自分の体と向き合える人もいます。

　別にそれが間違っているわけではなく、人生の選択に正解・不正解はありません。ただ、あなたが今の生活を続けて、それでもよいという覚悟がなければ、いずれ後悔することになるでしょう。

「予防医学」の話をする時は、どうしても脅しや不安を煽るような表現と紙一重になってしまいがちです。
　でも、それでも知っておいてもらわなければならない。
　今どういう行動をしたら、どういう病気のリスクが上がり、その病気になると、どういった生活が待ち受けているのか。

　誰もが怖いです。
　それでも、怖くても、誰にでも起こりうることです。
　私たち医師は知っています。その苦しさ、辛さを。

　だからこそ本著では、その苦しさをできるだけ現実感を持って共有したいと願いました。そんな意図を持って第1章で、イラストをふんだんに用いて病気になったあとの未来を描いています。

　しかし病気になったからダメだ、病気になったからもう人生終わりだ、決してそんなことはないからこそ、悲観的な表現になりすぎないように細心の注意を払ったつもりです。現在、五体満足

な人にとっても、響く内容になっていることを願っています。

　少しずつ、でも確実に周囲や同年代の芸能人が一人、また一人と病の宣告を受けはじめる中高年——我々はどこかのタイミングで自分も「病気になるかもしれない」という覚悟を持ち、その上で「今」を生きていくのです。

　本著がそんな方々の手に渡り、少しでも人生を振り返るきっかけになれば、これ以上の喜びはありません。

森勇磨

参考文献

第2章

（1）正田純一．胆石の種類と成因．胆道 2013; 27: 672-679

（2）Jonkers IJ, Smelt AH, Ledeboer M, et al. Gall bladder dysmotility: a risk factor for gall stone formation in hypertriglyceridaemia and reversal on triglyceride lowering therapy by bezafibrate and fish oil. Gut 2003;52: 109-115

（3）Tsai CJ, Leitzmann MF, Hu FB, et al. A prospective cohort study of nut consumption and the risk of gallstone disease in men. Am J Epidemiol 2004; 160: 961-968）

（4）J Uribarri,et al. The first kidney stone. Ann Intern Med. 1989 Dec 15;111(12):1006-9

（5）G C Curhan,et al. Comparison of dietary calcium with supplemental calcium and other nutrients as factors affecting the risk for kidney stones in women. Ann Intern Med. 1997 Apr 1;126(7):497-504.

（6）厚生労働省 国民健康・栄養調査 2019 年版

（7）Borghi L, Meschi T, Amato F, et al. Urinary volume, water and recurrences in idiopathic calcium nephrolithiasis:a 5-year randomized prospective study. J Urol.1996；155：839-43.

（8）Gill Livingston,et al. Dementia prevention,intervention, and care: 2020 report of the Lancet Commission. Lancet. 2020 Aug 8;396(10248):413-446.

（9）厚生労働省 簡易生命表 2019 年版

（10）DeAnn J Liska,et al. Trans fatty acids and cholesterol levels: An evidence map of the available science. Food Chem Toxicol. 2016 Dec;98(Pt B):269-281.

（11）Yongjian Zhu,et al. Dietary total fat, fatty acids intake, and risk of cardiovascular disease: a dose-response meta-analysis of cohort studies. Lipids Health Dis. 2019 Apr 6;18(1):91.

（12）Takanori Honda,et al. Serum elaidic acid concentration and risk of dementia:The Hisayama Study. Neurology. 2019 Nov 26;93(22):e2053-e2064.

（13）L J Findley, M Fabrizio,et.al.Severity of sleep apnea and automobile crashes.N Engl J Med. 1989 Mar 30;320(13):868-9.

（14）P E Peppard,et al.Prospective study of the association between sleep-disordered breathing and hypertension.N Engl J Med. 2000 May 11;342(19):1378-84.

（15）Albert Lecube,et al.Effect of glycemic control on nocturnal arterial oxygen saturation: a case-control study in type 2 diabetic patients.J Diabetes. 2015 Jan;7(1):133-8.

(16) Rashid Nadeem,et al.Effect of obstructive sleep apnea hypopnea syndrome on lipid profile: a meta-regression analysis.J Clin Sleep Med. 2014 May 15;10(5):475-89.

(17) Shria Kumar,et al.Risk Factors and Incidence of Gastric Cancer After Detection of Helicobacter pylori Infection: A Large Cohort Study.Gastroenterology. 2020 Feb;158(3):527-536.e7.

(18) S Tsugane,et al. Salt and salted food intake and subsequent risk of gastric cancer among middle-aged Japanese men and women. Br J Cancer. 2004 Jan 12;90(1):128-34.

(19) Eur J Epidemiol. 2020 May;35(5):411-429.doi: 10.1007/s10654-020-00607-6. Epub 2020 Feb 19 (https://pubmed.ncbi.nlm.nih.gov/32076944/)

(20) Kitamura A, Seino S, Abe T, Nofuji Y, Yokoyama Y, Amano H, Nishi M, Taniguchi Y,Narita M, Fujiwara Y, Shinkai S. Sarcopenia: prevalence, associated factors, and the risk of mortality and disability in Japanese older adults. J Cachexia Sarcopenia Muscle. 2020 Nov 25.

(21) Anna Maria Martone,et al. The incidence of sarcopenia among hospitalized older patients: results from the Glisten study. J Cachexia Sarcopenia Muscle. 2017 Dec;8(6):907-914.

(22) Stephen P Juraschek,et al.Effects of Diet and Sodium Reduction on Cardiac Injury, Strain, and Inflammation: The DASH-Sodium Trial.J Am Coll Cardiol. 2021 Jun 1;77(21):2625-2634.

(23) Sanda MG, Beaty TH, Stutzman RE, Childs B, Walsh PC. Genetic susceptibility of benign prostatic hyperplasia. J Urol 1994; 152: 115 –119 .

(24) Norie Sawada,et al.Soy and isoflavone consumption and subsequent risk of prostate cancer mortality: the Japan Public Health Center-based Prospective Study.Int J Epidemiol. 2020 Oct 1;49(5):1553-1561.

(25) Michael L LeFevre,et al. Screening for asymptomatic carotid artery stenosis: U.S.Preventive Services Task Force recommendation statement. Ann Intern Med. 2014 Sep 2;161(5):356-62.

(26) Rothwell PM, Giles MF, Chandratheva A, Marquardt L, Geraghty O, Redgrave JN, et al.Effect of urgent treatment of transient ischaemic attack and minor stroke on early recurrent stroke (EXPRESS study)：a prospective population-based sequential comparison. Lancet 2007；370：1432-1442

(27) Alexandre R Zlotta,et al. Prevalence of prostate cancer on autopsy: crosssectional study on unscreened Caucasian and Asian men.J Natl Cancer Inst. 2013 Jul 17;105(14):1050-8.

(28) Jonas Hugosson,et al. A 16-yr Follow-up of the European Randomized study of Screening for Prostate Cancer. Eur Urol. 2019 Jul;76(1):43-51.

(29) Paul F Pinsky,et al. Extended follow-up for prostate cancer incidence and mortality among participants in the Prostate, Lung, Colorectal and Ovarian randomized cancer screening trial. BJU Int. 2019 May;123(5):854-860.

(30) US Preventive Services Task Force. Screening for Prostate Cancer: US Preventive Services Task Force Recommendation Statement. JAMA. 2018 May 8;319(18):1901-1913.

(31) Nicola Dalbeth,et al. Gout. Lancet. 2016 Oct 22;388(10055):2039-2052.

(32) Nicola Dalbeth,et al. Gout. Lancet. 2016 Oct 22;388(10055):2039-2052.

(33) Leske MC, Chylack LT Jr, He Q, Wu SY, Schoenfeld E, Friend J, Wolfe J: Risk factors for nuclear opalescence in a longitudinal study. LSC Group. Longitudinal Study of Cataract. Am J Epidemiol 147 (1): 36-41, 1998

(34) Robertson JM, Donner AP, Trevithick JR: Vitamin E intake and risk of cataracts in humans. Ann N Y Acad Sci 570: 372-382, 1989 ／ Robertson JM, Donner AP, Trevithick JR: A possible role for vitamins C and E in cataract prevention. Am J Clin Nutr 53 (1 Suppl) 346S-351S, 1991

(35) Allen T C Lee,et al.Higher Dementia Incidence in Older Adults with Poor Visual Acuity.J Gerontol A Biol Sci Med Sci. 2020 Oct 15;75(11):2162-2168.

(36) Monitoring of Cancer Incidence in Japan - Survival 2009-2011 Report (Center for Cancer Control and Information Services, National Cancer Center, 2020) ／ Tomohiro Matsuda,et al.Population-based survival of cancer patients diagnosed between 1993 and 1999 in Japan: a chronological and international comparative study. Japanese Journal of Clinical Oncology 2011; 41: 40-51

(37) Qiwen Ben,et al.Diabetes mellitus and risk of pancreatic cancer: A meta-analysis of cohort studies. Eur J Cancer. 2011 Sep;47(13):1928-37.

第3章

(38) Ann G Zauber,et al. Evaluating test strategies for colorectal cancer screening: a decision analysis for the U.S. Preventive Services Task Force. Ann Intern Med. 2008 Nov 4;149(9):659-69.

(39) Andrew Sommerlad,et al. Association of social contact with dementia and cognition:28-year follow-up of the Whitehall II cohort study. PLoS Med. 2019 Aug2;16(8):e1002862.

(40) T Asada,et al. Associations between retrospectively recalled napping behavior and later development of Alzheimer's disease: association with APOE genotypes. Sleep. 2000 Aug 1;23(5):629-34.

(41) SPRINT Research Group. A Randomized Trial of Intensive versus Standard BloodPressure Control. N Engl J Med 2015; 373: 2103-2116.

(42) Kitamura A, Seino S, Abe T, Nofuji Y, Yokoyama Y, Amano H, Nishi M, Taniguchi Y,Narita M, Fujiwara Y, Shinkai S. Sarcopenia: prevalence, associated factors, and the risk of mortality and disability in Japanese older adults. J Cachexia

Sarcopenia Muscle. 2020 Nov 25

（43） 久野譜也, 他. 高齢者の筋特性と筋力トレーニング. 体力科学2003；52： 17-30.20-21,28)

（44） 厚生労働省 国民健康・栄養調査 2019 年版

（45） Ekelund U,et al.Does physical activity attenuate,or even eliminate,the detrimental association of sitting time with mortality？A harmonised meta-analysis of data from more than 1 million men and women.Lancet 388:1302-1310,2016.

（46） Morris JN,et al.Coronary heart-disease and physical activety of work. Lancet.262 :1053-1057,1953.

（47） Ekelund U,et al.Does physical activity attenuate,or even eliminate,the detrimental association of sitting time with mortality？A harmonised meta-analysis of data from more than 1 million men and women.Lancet 388:1302-1310,2016.

（48） Hagger-Johnson G, et al. Sitting Time, Fidgeting, and All-Cause Mortality in the UK Women's Cohort Study. Am J Prev Med. 2016;50:154-60.

（49） Cécilia Samieri,et al. The association between dietary patterns at midlife and health in aging: an observational study. Ann Intern Med. 2013 Nov 5;159(9):584-91.

（50） Akiko Tamakoshi,et al. Self-reported sleep duration as a predictor of all-causemortality: results from the JACC study, Japan. Sleep. 2004 Feb 1;27(1):51-4. ／ Thomas Svensson,et al. The Association Between Habitual Sleep Duration and Mortality According to Sex and Age: The Japan Public Health Center-based Prospective Study. J Epidemiol. 2021 Feb 5;31(2):109-118.

（51） I-Min Lee,et al. Association of Step Volume and Intensity With All-Cause Mortality in Older Women. JAMA Intern Med. 2019 Aug 1;179(8):1105-1112.

（52） Wen CP, et al. Minimum amount of physical activity for reduced mortality and extended life expectancy: a prospective cohort study. Lancet 2011 Oct. 1;378(9798):1244-53.

森 勇磨 もりゆうま

東海高校・神戸大学医学部医学科卒業。
研修後、藤田医科大学病院の救急総合内科にて数えきれないほど「病状が悪化し、後悔の念に苦しむ患者や家族」と接する中で、正しい医療情報発信に対する社会課題を痛感する。2020年2月より「予防医学ch/ 医師監修」をスタート。現在の登録者は75万人を突破、総再生回数は5000万回を超える。上場企業、株式会社リコーの専属産業医として予防医学の実践を経験後、独立。Preventive Room 株式会社を立ち上げ、書籍やYouTube での情報発信に留まらず、オンライン診療に完全対応した新時代のクリニック「ウチカラクリニック」の運営、社員の健康を守る、法人向けの福利厚生としてのオンライン診療サービスの展開、労働衛生コンサルタントとしての本質的な健康経営のコンサルティングなどを通じて予防医学のさらなる普及を目指している。著書に『40歳からの予防医学』（ダイヤモンド社）など。

STAFF

ブックデザイン	二ノ宮匡（nixinc）	校正	東京出版サービスセンター
イラスト	田渕正敏（装丁、1、3章）	編集協力	加藤達也
	ぷーたく（2章）	編集	江種美奈子

●本書の出版にあたって正確な記述につとめましたが、著者および取材対象者、世界文化社のいずれも本書の内容に対しなんらかの保証をするものではありません。本書に書かれた理論、指標、提案などに従ったことによって起こりうるいかなる被害や損傷、損失についても、出版社、著者、取材対象者が責任を負うものではないことをあらかじめ明記いたします。
●本書の内容は2023年3月現在のものです。

怖いけど面白い予防医学

発行日	2023年3月30日	初版第1刷発行
	2024年5月15日	第4刷発行

著者	森勇磨
発行者	岸達朗
発行	株式会社世界文化社
	住所　〒102-8187 東京都千代田区九段北4-2-29
	電話03-3262-5118（編集部）
	電話03-3262-5115（販売部）
印刷・製本	株式会社リーブルテック

 本書の内容に関するお問い合わせは、
以下の問い合わせフォームにお寄せください。
https://x.gd/ydsUz